川島隆太教授の脳力を鍛える150日漢字パズル

もくじ

※本書は、小社より刊行した『川島隆太教授の脳力を鍛える大人の寺子屋Vol.1～7』『「脳力」を鍛える大人の日本語トレーニング』『「脳力」を鍛えるニコリのパズル』『「脳力」を鍛えるニコリの漢字パズル』『大人から子どもまで「脳力」を鍛える漢字トレーニング』に掲載したパズルを抜粋・再編集したものです。

はじめに

漢字パズルを楽しく解けば 脳はいきいきと 元気になります!

便利な世の中になり 脳を使わなくなってきた

近頃は、パソコンや携帯電話を使うことがあたりまえになってきました。そのため、文字を「書く」のではなく「打つ」ほうが多いという人が増えています。世の中は、どんどん楽で便利になっています。しかし、楽で便利ということは、脳も体も使わないということです。体を動かさなければ体力が落ちていくように、脳も使わなければどんどん衰えて、記憶力、集中力などさまざまな脳力を落とすことになります。

漢字は、パソコンや携帯電話で簡単に変換できるから、読めるだけでいいと考える人もいるかもしれません。しかし、漢字変換でたくさん候補が出たときに、どれを使ったら正しいのかと悩むことはありませんか?

さらに、漢字変換を間違えても気づかないことすらあるかもしれません。これは、実際に書いていないために、漢字を扱う力が落ちてしまったと考えられます。書くことが少なくなったため、読む力まで落ちてしまっている可能性があるのです。

手を使って 漢字を書くことで 脳を鍛えることができる!

最新の脳科学で、パズルを解くと脳が活性化することがわかっています。とくに、漢字を扱うものが、脳の中でもっとも重要な働きをする「前頭前野」を活性化させるのにたいへん有効

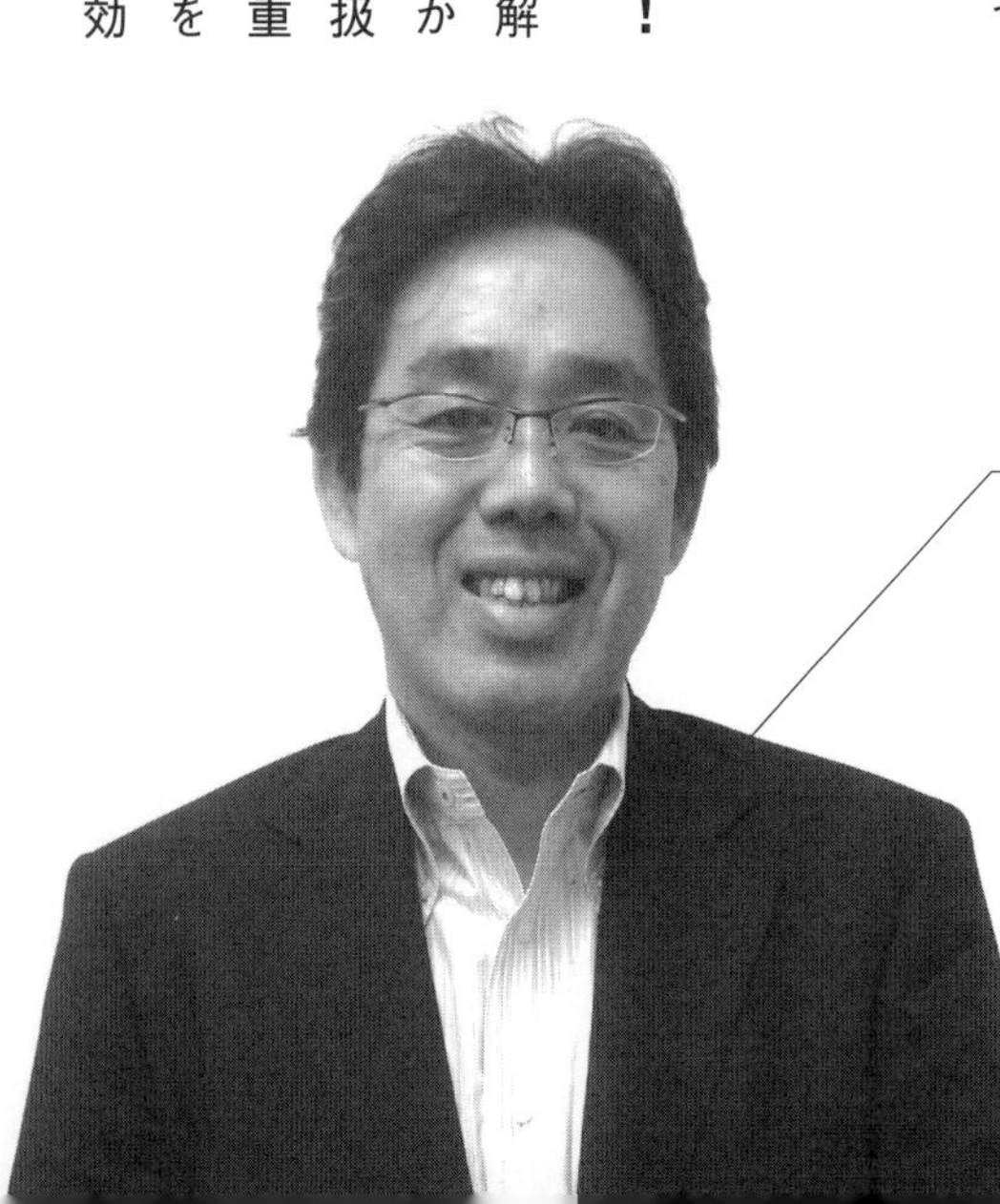

東北大学教授・医学博士

川島隆太（かわしま・りゅうた）

1959年、千葉県生まれ。東北大学医学部卒業後、同大学院医学研究科修了。スウェーデン王国カロリンスカ研究所客員研究員、東北大学加齢医学研究所助手、同専任講師を経て、現在、同大学加齢医学研究所所長。スマート・エイジング国際共同研究センター、応用脳科学研究分野、認知機能発達寄附研究部門教授。

であることが、私たちが行ってきた実験で証明されています。前頭前野は、感情や記憶などをコントロールし、人間らしさをつかさどる「脳の中の脳」と呼ばれている部分です。パソコンや携帯電話を使うとき、前頭前野はあまり働きません。実際に手を使って漢字を書くことで、前頭前野を刺激し脳を鍛えることができるのです。

ですからこの本では、漢字パズルに徐々に慣れていただけるように、「しりとり迷路」や「合わせ札」といった楽しみながら取り組めるパズルなどを集めています。いずれもルールは簡単で、大人から子どもまで無理なく楽しめるようになっています。1日5分程度でできる課題を150日続けていただければ、あなたの脳は明らかに若返ります。

間違いを気にせず速く解くことが大切

この本で目指していることは、難しい漢字が書けるようになることではありません。漢字パズルを解くことで、脳が若返り、日常生活の家事や仕事、学習がスムーズにこなせるようになるということです。

効果的に脳を鍛えるコツは、パズルをできるだけ速く解くことです。ゆっくり正確に解くより、間違えてもいいから速く解くと、脳はたくさん働きます。最初は間違えても、毎日続けることで速く正確に解けるようになります。

また、脳がもっともよく働くのは午前中なので、パズルは朝食後に解くのが理想的です。それができなければ、なるべく同じ時間に取り組むようにしてください。

最近、もの忘れが多くなったと感じる方や脳力の衰えが気になる方はもちろん、今までパズルをやったことがないという方も、この本に毎日取り組めば脳は確実に鍛えられます。ぜひ、毎日少しずつ続けてみてください。脳が活性化し、いきいきと元気になりますよ！

人間らしさをつかさどる「前頭前野（ぜんとうぜんや）」

人間の脳は右脳と左脳からなり、それぞれ前頭葉、頭頂葉、側頭葉、後頭葉の4つの部分に大きく分けられ、思考や行動に応じて各部分が働いています。このうち、前頭葉のほとんどを占める前頭前野を刺激することで、記憶力や認知力などがアップして、ボケの防止や改善につながります。

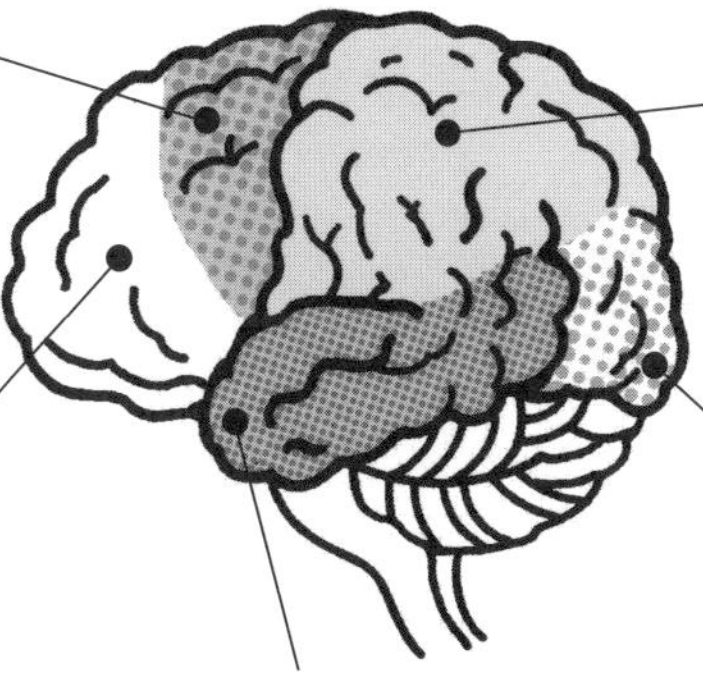

「川島隆太教授の脳力を鍛える150日漢字パズル」で

効果をあげるためのポイント5

1 毎日続けることが大事！

漢字パズルを毎日解くことで、脳に効果があらわれます。一度にたくさんやる必要はありません。長い時間行って脳を疲れさせるのは逆効果です。短い時間に集中して取り組んだほうが脳は活性化します。せっかくパズルで脳が若返っても、やめてしまうとまたもとに戻ってしまいます。毎日少しずつ続けることこそ大切なのです。

2 朝ごはんを食べて午前中に

午前中は1日のうちで脳がもっともよく働く時間帯です。午前中に時間が取れそうな方は、ぜひ午前中に漢字パズルを解くことをおすすめします。また脳はおなかがすいていると、十分な力を発揮できません。朝ごはんをしっかり食べてから行ってください。午前中にできない方は、無理のない時間帯を決めて取り組んでみてください。

3 パズルを行う環境

漢字パズルを解くときは、できるだけ静かで集中できる場所を選ぶのがポイント。テレビを見ながらや、音楽を聴きながらでは、脳を鍛える効果がまったくないことがわかっています。パズルを解く間は、テレビやラジオを消してください。まわりがにぎやかでどうしても集中できないときは「耳せん」を使うと効果的ですよ。

4 家族や友だちと一緒に

家族や友だちなど、仲間と一緒に行うのも効果的です。人との会話やコミュニケーションは脳を活性化することがわかっています。ひとりでコツコツ取り組むのが苦手という方は、ぜひ誰かを誘ってみてください。お互いに競争したり、励ましあったりするとやる気が出ます。漢字パズルを解く楽しさも増しますよ。

5 目標を決める

「とにかく毎日続ける」「午前中に取り組む」「漢字の読み書きは全問正解する」など自分なりの目標を持つと、いっそう気合いが入ります。何のためにやっているのかが自分ではっきりわかっていると、三日坊主にならずに長続きします。また、目標を達成したときは、自分にごほうびをあげたり、人にほめてもらうとさらにやる気が出ますよ。

本書の使い方

❶ はじめに

2〜4ページを読んで、『脳力を鍛える150日漢字パズル』の効果やポイントに目を通しましょう。

↓

❷ 自分の脳年齢を調べる

6ページの「脳年齢チェックテスト1」を行って、パズルを始める前の脳年齢を調べましょう。

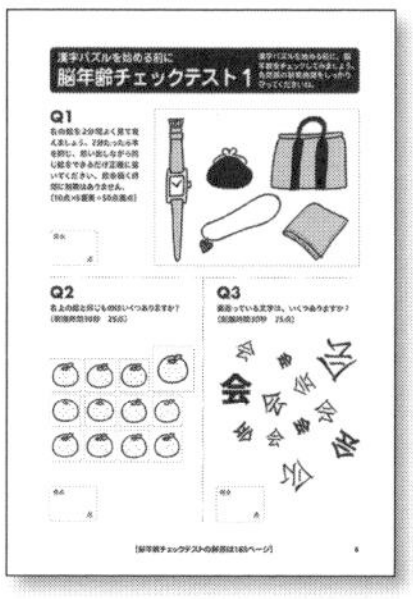

↓

❸『脳力を鍛える150日漢字パズル』を行う

8ページから始まる漢字パズルに、毎日、1日分ずつ取り組みましょう。最初に日付、開始時間を書いてください。解き終わったら、終了時刻と所要時間を書き込み、161〜184ページの解答を見て答え合わせをしましょう。

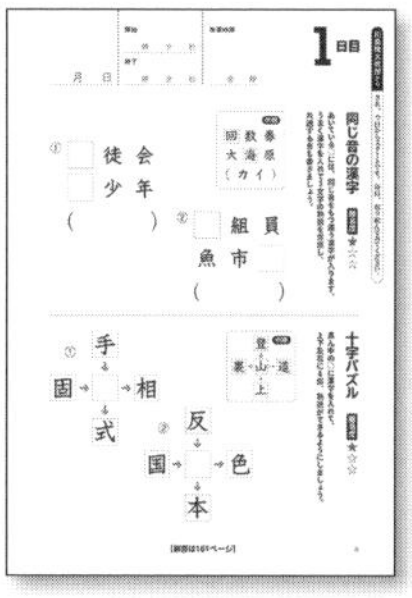

↓

❹ 脳活性化グラフに記入する

186〜190ページのグラフに、解いた日付、所要時間を記入しましょう。記入のしかたは184ページを参照してください。

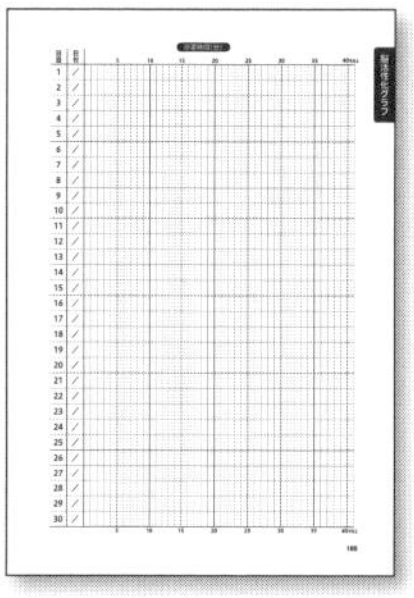

↓

❺ 脳年齢を再度チェック

150日間の漢字パズルを終えたら、159ページの「脳年齢チェックテスト2」を行って、成果を確認しましょう。

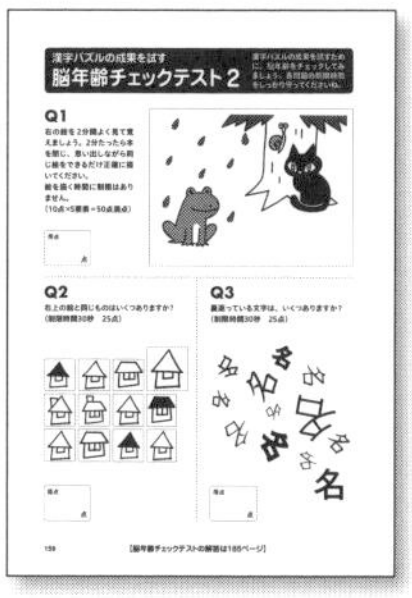

漢字パズルを始める前に
脳年齢チェックテスト1

漢字パズルを始める前に、脳年齢をチェックしてみましょう。各問題の制限時間をしっかり守ってくださいね。

Q1

右の絵を2分間よく見て覚えましょう。2分たったら本を閉じ、思い出しながら同じ絵をできるだけ正確に描いてください。絵を描く時間に制限はありません。

（10点×5要素＝50点満点）

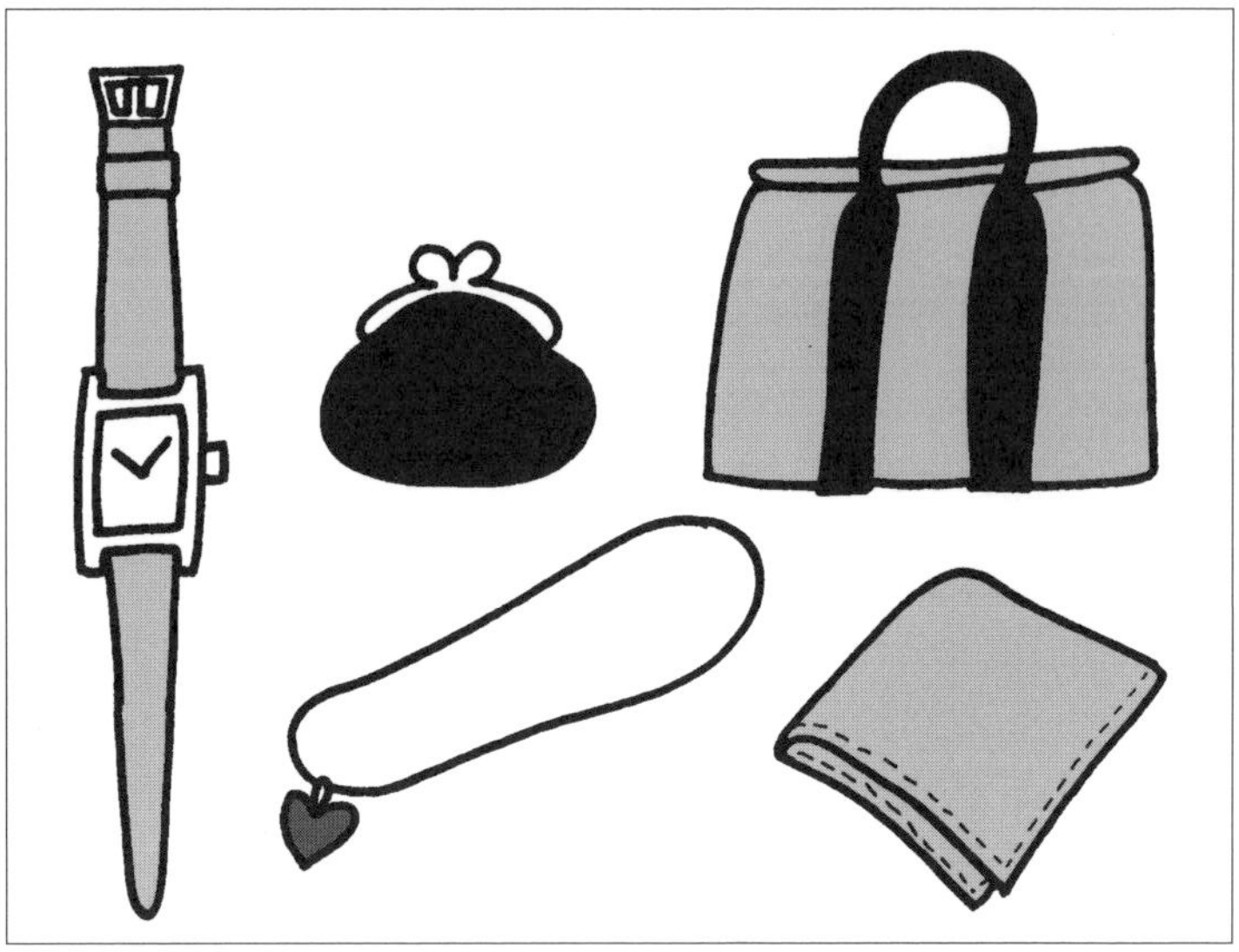

得点

点

Q2

右上の絵と同じものはいくつありますか？
（制限時間30秒　25点）

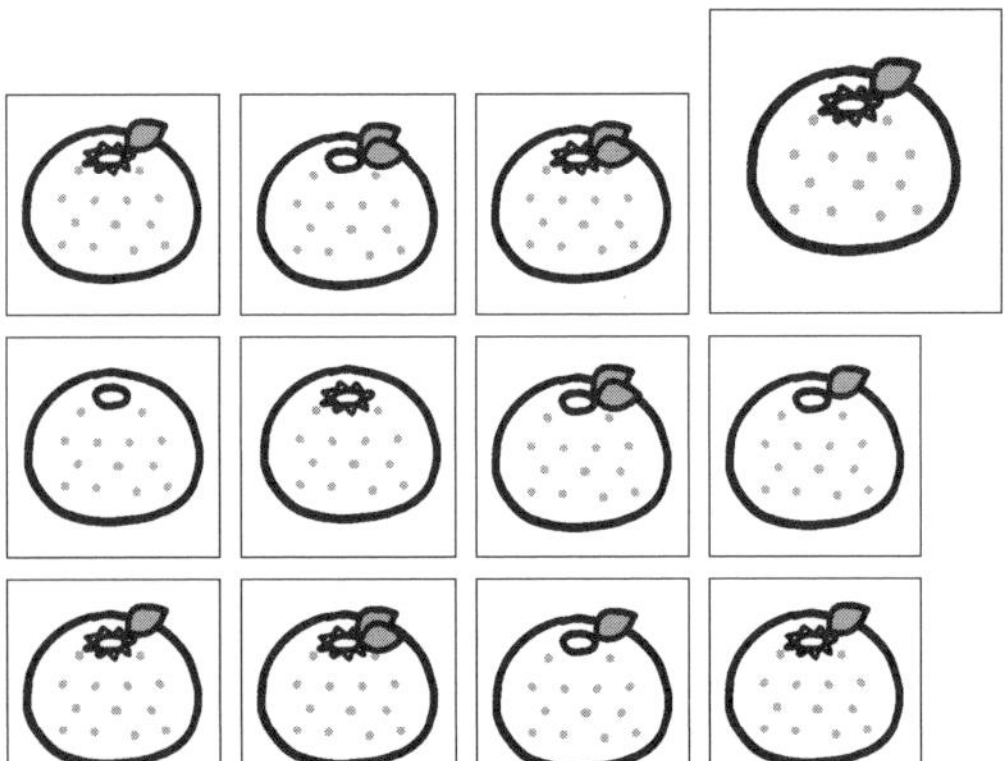

得点

点

Q3

裏返っている文字は、いくつありますか？
（制限時間30秒　25点）

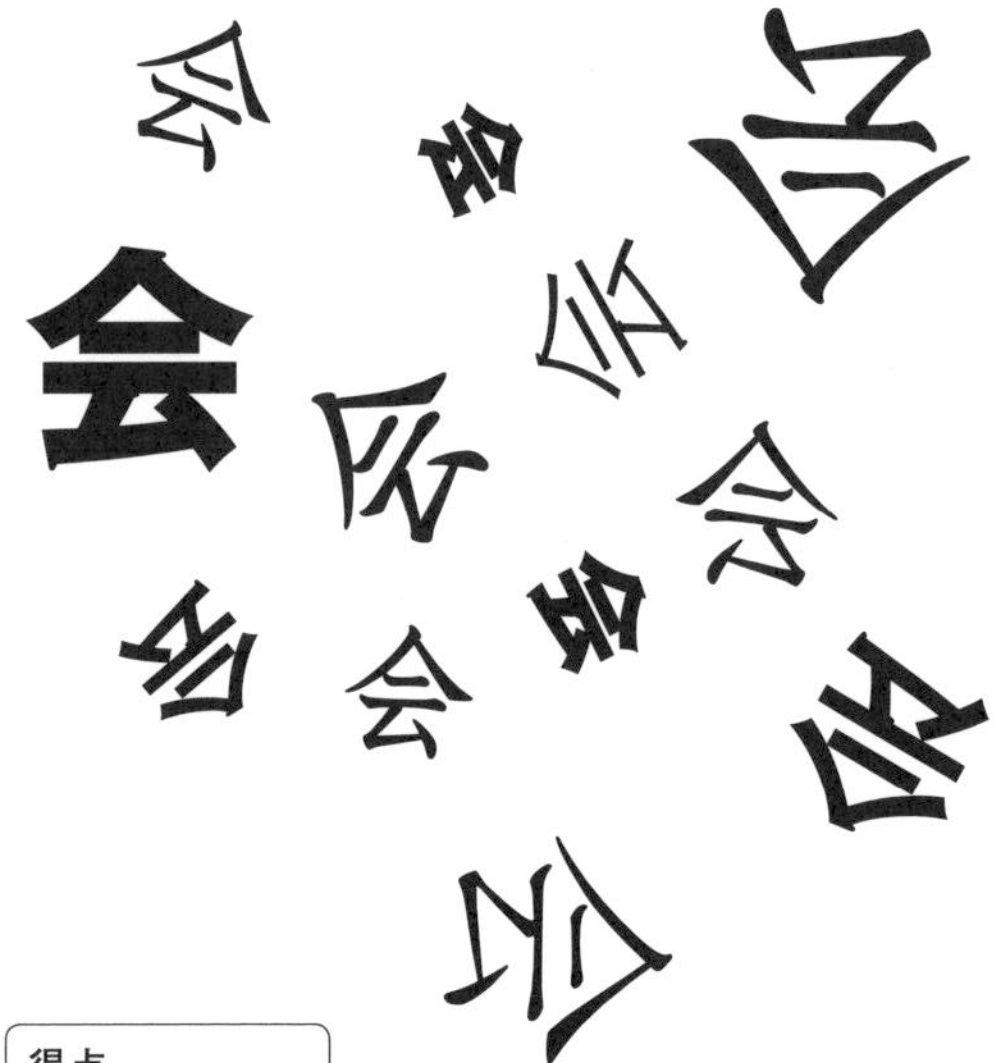

得点

点

【脳年齢チェックテストの解答は185ページ】

川島隆太教授の
脳力を鍛える
150日
漢字パズル

問題

月　日	開始 時　分　秒 終了 時　分　秒	所要時間 分　秒

1日目

川島隆太教授から

さあ、今日からスタートです。毎日、取り組んでみてください。

同じ音の漢字

難易度 ★☆☆

あいている□には、同じ音をもつ違う漢字が入ります。うまく漢字を入れて3文字の熟語を完成し、共通する音も書きましょう。

例題

回数券
大海原
（カイ）

①
□徒会
□少年
（　　　）

②
□組員
魚市□
（　　　）

十字パズル

難易度 ★☆☆

真ん中の□に漢字を入れて、上下左右に4個、熟語ができるようにしましょう。

例題

登 → 山 → 上
裏 → 山 → 道

①
手 → □ → 式
固 → □ → 相

②
反 → □ → 本
国 → □ → 色

【解答は161ページ】

2日目

月 日	開始 時 分 秒 終了 時 分 秒	所要時間 分 秒

この絵なんの字

難易度 ★☆☆

漢字を絵であらわしています。
それぞれの絵があらわす漢字を書きましょう。

例題

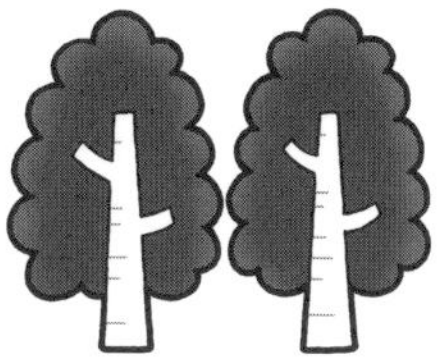

答え 林

①

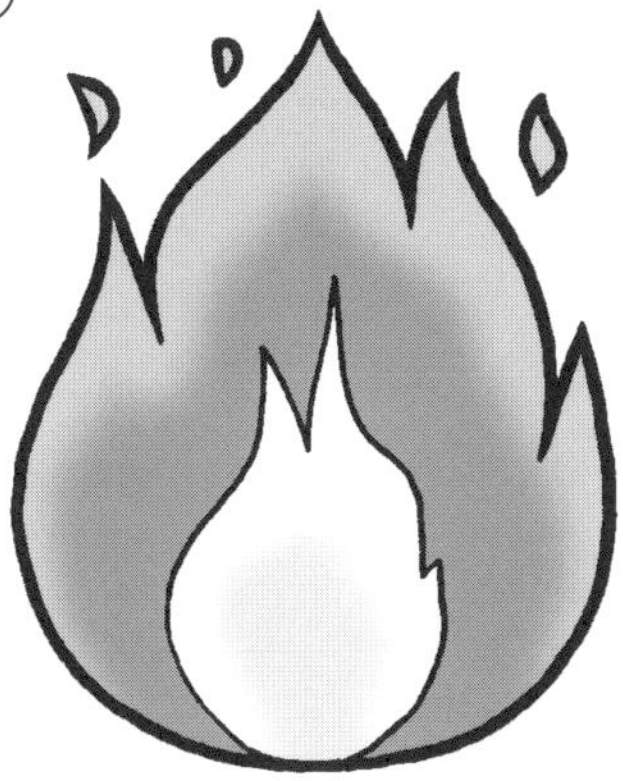

②

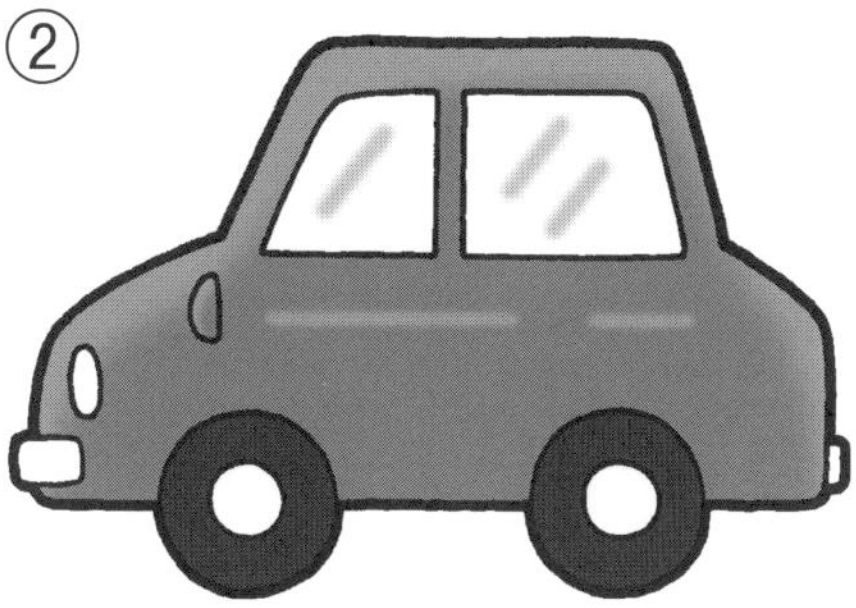

③

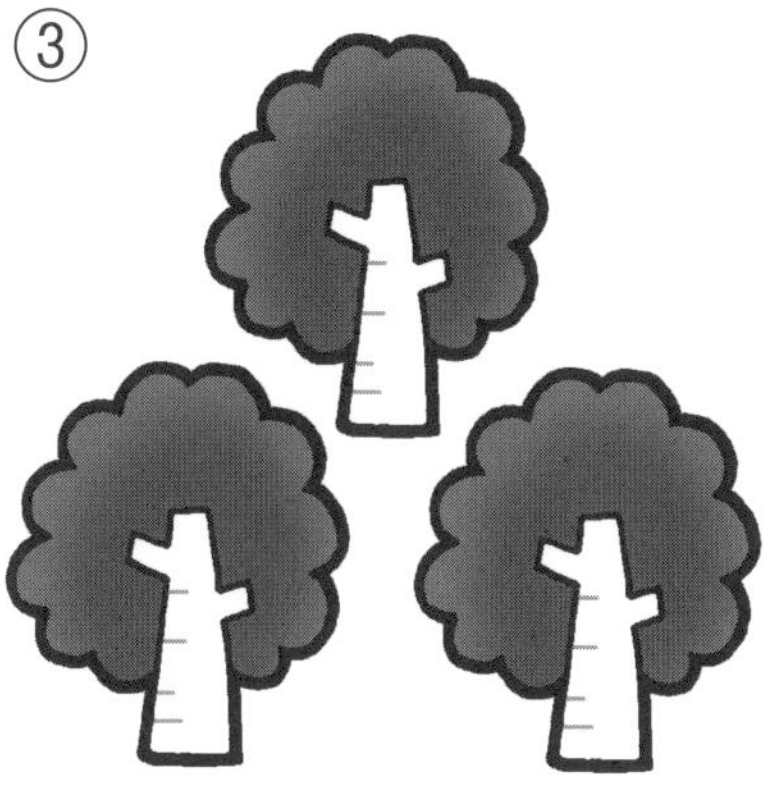

川島隆太教授から

できれば、脳がよく働く午前中に取り組むといいですよ。

【解答は161ページ】

月　日

開始　時　分　秒

終了　時　分　秒

所要時間　分　秒

3日目

川島隆太教授から

午前中にできない方は、無理のない時間帯を決めて取り組んでください。

―の漢字の読みと、□にあてはまる漢字を書きましょう。

① 生水（下線：生水）をのむ

② 土足（下線：土足）げんきん

③ 下町（下線：下町）そだち

④ 二月二日（下線：二日）

⑤ 空中（下線：空中）しゃしん

⑥ □（め）□（だま）やき

⑦ ホームラン□（おう）

⑧ □（あか）とんぼ

⑨ □（きん）のゆびわ

⑩ かんそう□（ぶん）

書き順パズル

難易度 ★☆☆

○の中に書き順を入れましょう。

例題

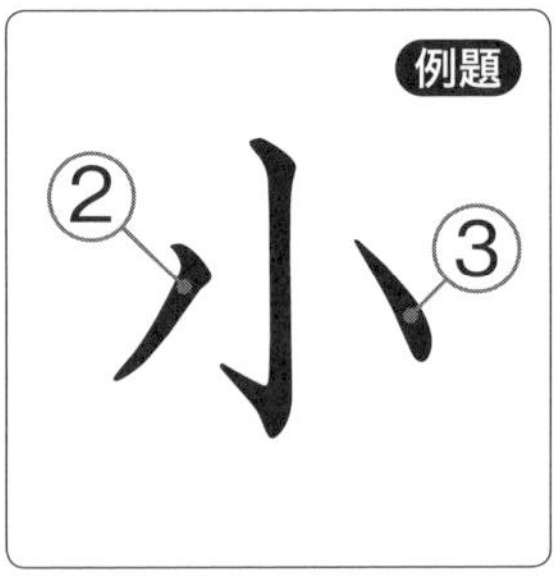

①

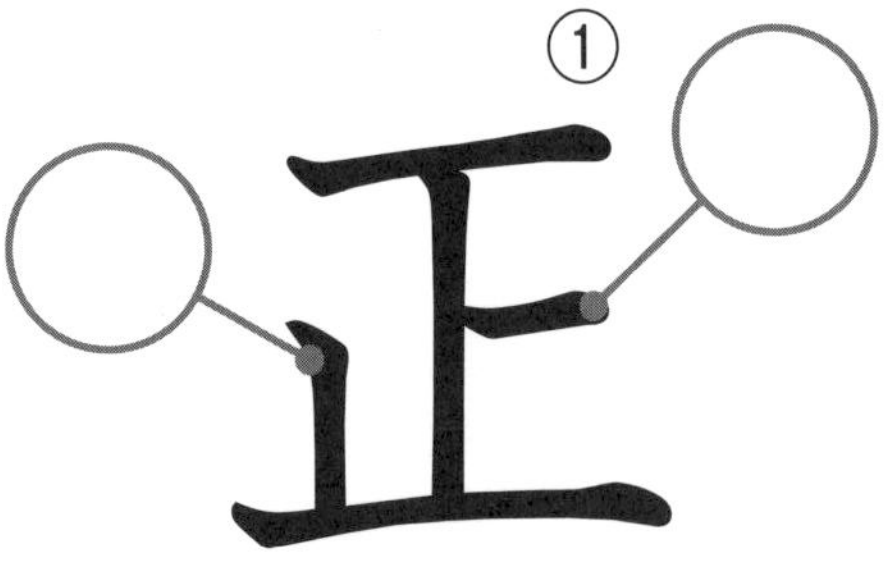

②

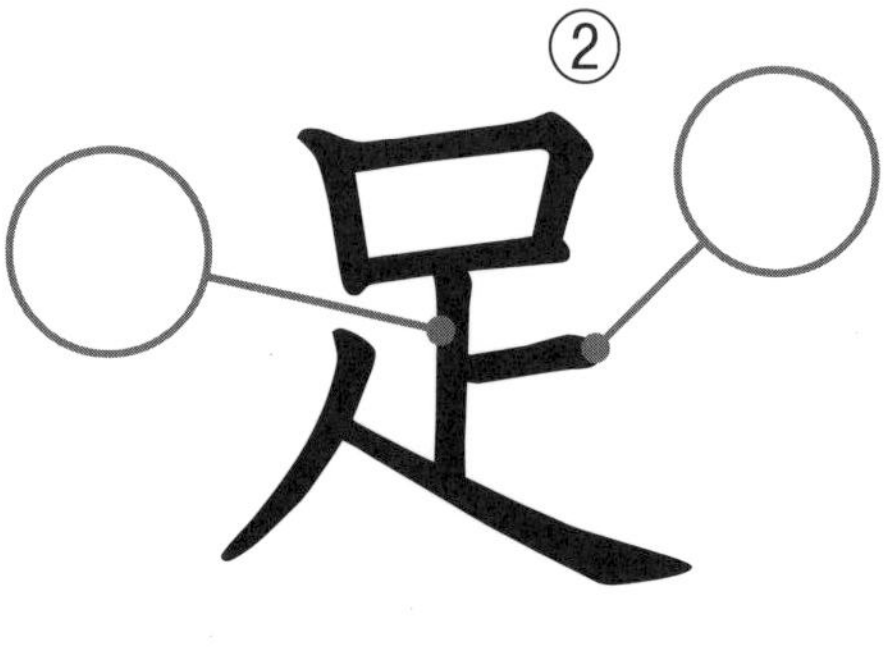

【解答は161ページ】

月　日

開始
時　分　秒

終了
時　分　秒

所要時間
分　秒

4日目

漢字合わせ札

難易度★☆☆

漢字をバラバラにしました。元の漢字は何でしょう？

例題

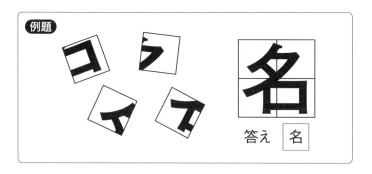

答え 名

①

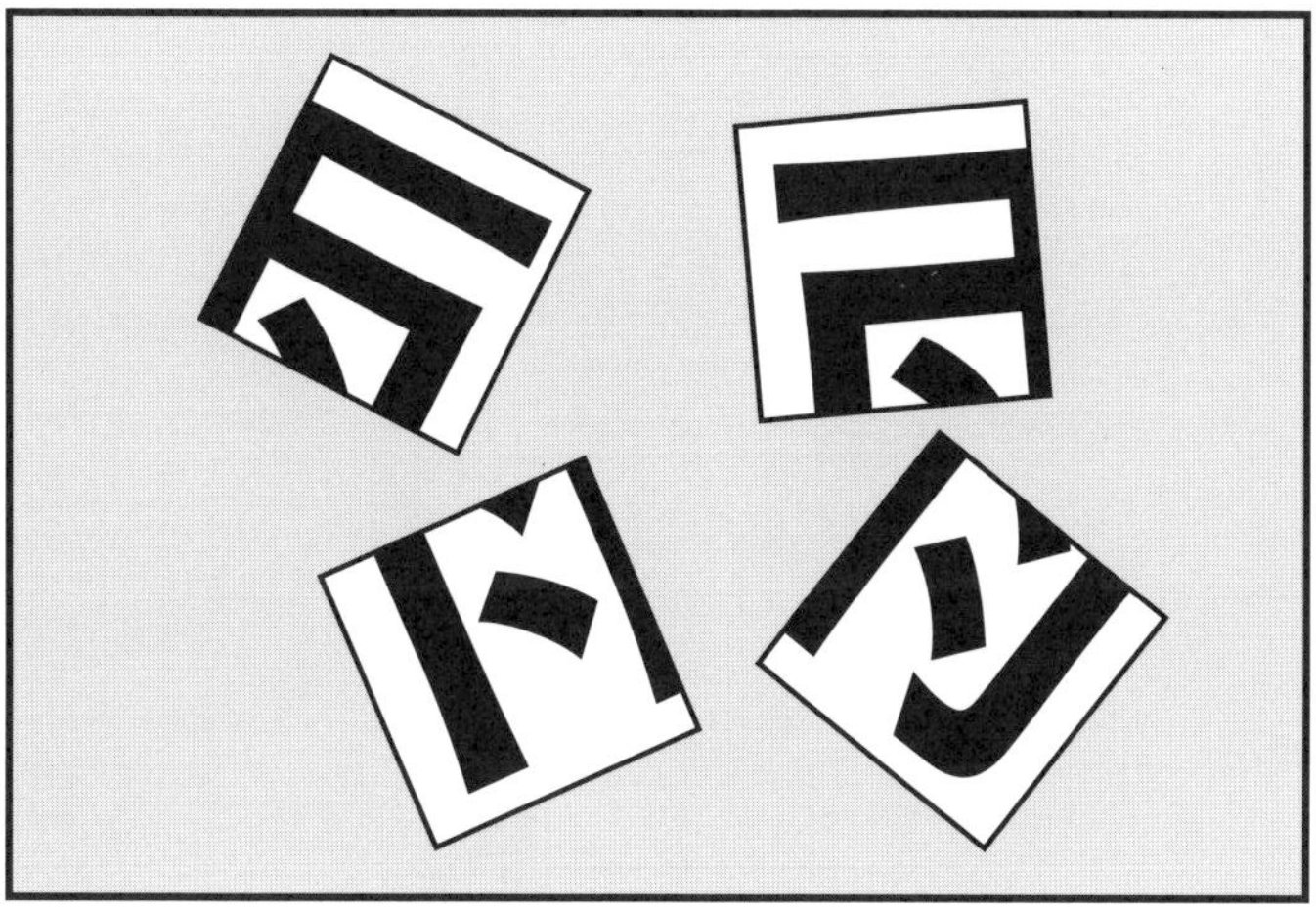

②

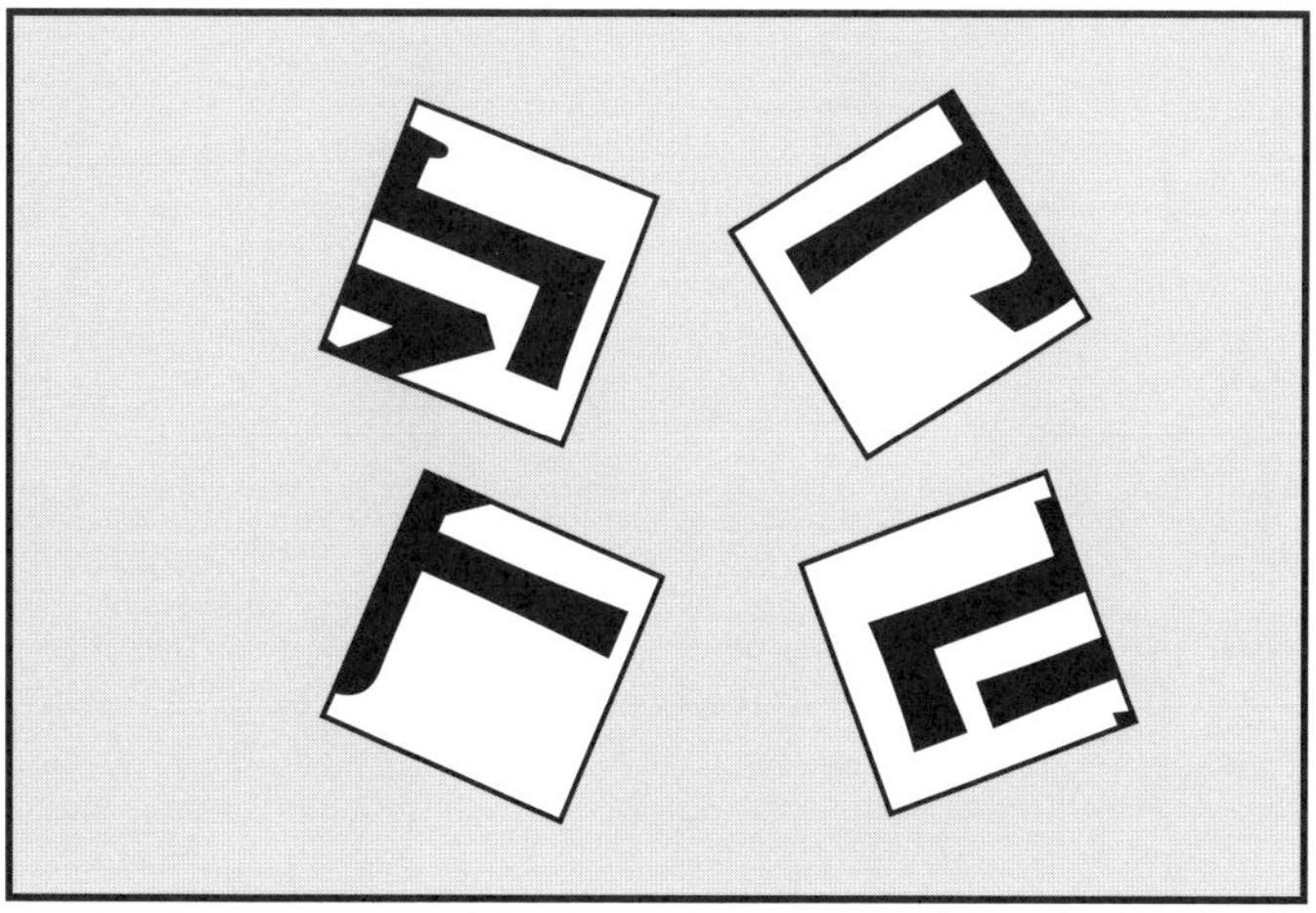

川島隆太教授から

おなかをすかせた状態では、脳は十分な力を発揮できません。

【解答は161ページ】

月　日	開始　時　分　秒 終了　時　分　秒	所要時間　分　秒

5日目

川島隆太教授から
パズルにかぎらず、何事も朝ごはんをしっかり食べてから行ってください。

——の漢字の読みと、□にあてはまる漢字を書きましょう。

① 生け花
② 一気にすすむ
③ 七月七日
④ こん虫さいしゅう
⑤ 円みがある
⑥ □（たけ）の□（こ）
⑦ □（じん）□（こう）がふえる
⑧ □（か）□（ざん）のふん火
⑨ ほら□（がい）
⑩ □（ちゅう）□（がっ）□（こう）

反対の意味

難易度 ★☆☆

上にある語の反対の意味になる漢字を□に書きましょう。

① 上 ↔ □
② 男 ↔ □
③ 左 ↔ □
④ 大 ↔ □

【解答は161ページ】

パズルを解くときは、できるだけ静かな集中できる場所で行ってください。

月　日

開始
時　分　秒

終了
時　分　秒

所要時間
分　秒

6日目

あぶりだし

難易度 ★☆☆

文章にあてはまる漢字のマスを全部ぬりましょう。
ぬられたところが漢字になります。その字を書きましょう。

例題

水	人	夕
入	花	下
雨	火	男

- 2画の漢字を全部ぬりましょう。
- 「か」と読む漢字を全部ぬりましょう。

答え

水	■	夕
■	■	■
雨	■	男

十

竹	女	二	小	生
森	右	白	正	出
九	学	火	子	五
赤	天	四	虫	日
月	七	青	木	三

- すうじをあらわす漢字をぬりましょう。
- いろをあらわす漢字をぬりましょう。
- ようびをあらわす漢字をぬりましょう。

□

【解答は161ページ】

月　日

開始　時　分　秒

終了　時　分　秒

所要時間　分　秒

7日目

川島隆太教授から

1週間がたちました。毎日、楽しんで解いていますか？

――の漢字の読みと、□にあてはまる漢字を書きましょう。

① 大木にのぼる
② 上りでんしゃ
③ 九月九日
④ 八つあたりする
⑤ 名字をたずねる
⑥ かぶと□（むし）
⑦ じてん□（しゃ）
⑧ スギの□（しん）□（りん）
⑨ □（いぬ）のさんぽ
⑩ □（み）はらしがいい

漢数字

難易度 ★☆☆

次の算用数字を漢数字にしましょう。

① 5月31日 → □月□□□日
② 11月23日 → □□月□□□日
③ 375円 → □□□□□円
④ 2648円 → □□□□□□□円

【解答は161ページ】

脳も体と同じように、年とともに老化します。でも鍛えれば若返るのです。

月　日

開始
時　分　秒

終了
時　分　秒

所要時間
分　秒

8日目

くりぬき

難易度★☆☆

漢字のある部分をくりぬきました。正しくあてはまるものを選びましょう。

①

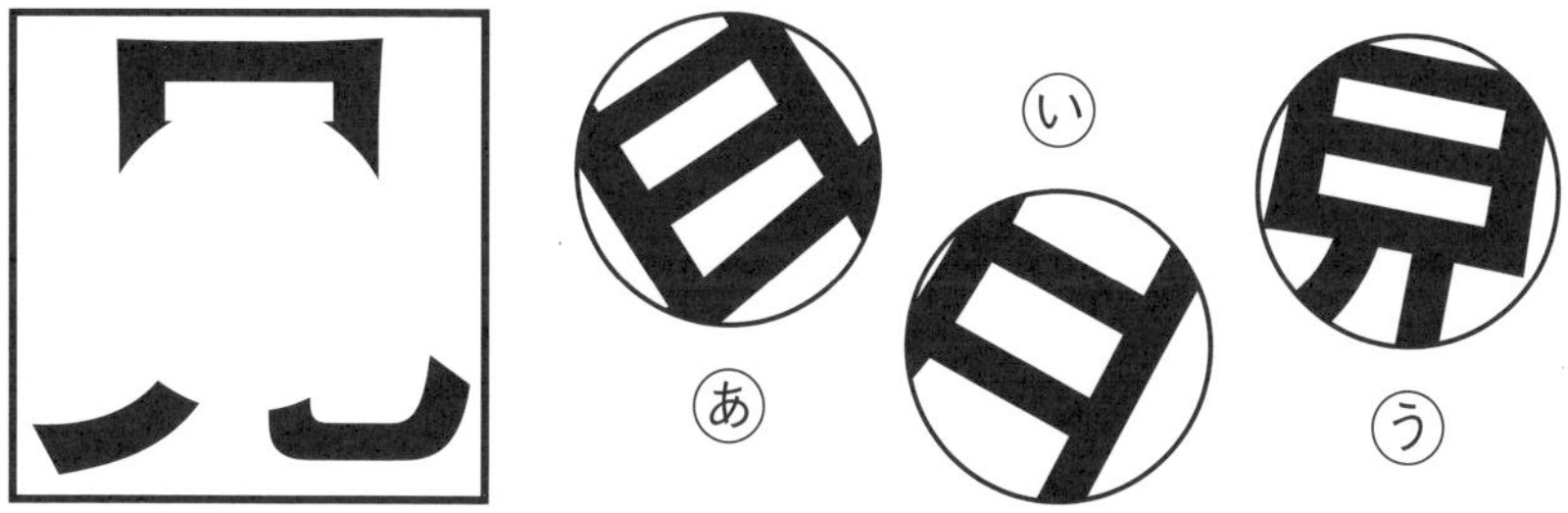

②

③

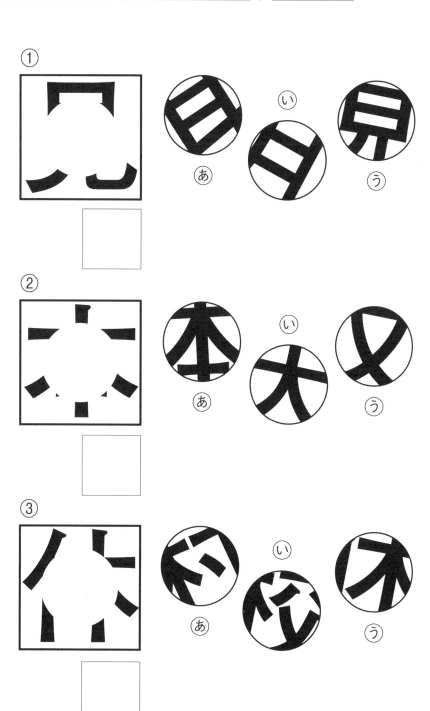

【解答は162ページ】

月　日

開始
時　分　秒
終了
時　分　秒

所要時間
分　秒

9日目

川島隆太教授から
人間の脳は右脳と左脳からなり、それぞれ前頭葉、頭頂葉、側頭葉、後頭葉の4つの部分に大きく分けられます。

同じ音の漢字

難易度 ★☆☆

あいている□には、同じ音をもつ違う漢字が入ります。うまく漢字を入れて3文字の熟語を完成し、共通する音も書きましょう。

例題
［回］数券
大［海］原
（カイ）

① □音楽
無□画
（　　　）

② 荷□車
青写□
（　　　）

漢字の式

難易度 ★☆☆

漢字の部品を足したり引いたりしてできる2文字の熟語は何でしょう？

例題
女＋女＋市＋未＝［姉］［妹］

① 土＋口＋成＋十＝□□

② 舌＋川＋言＋言＝□□

【解答は162ページ】

10日目

月　日

開始　時　分　秒

終了　時　分　秒

所要時間　分　秒

漢字しりとり迷路

難易度 ★☆☆

➡からスタートして、漢字を正しく読みながらしりとりで進み、右側のどれかに出てください。進む方向はタテかヨコのみです。「じ」で終わったら「じ・じゃ・じゅ・じょ」のどれにでも進めます。「しょ」で終わったら「よ」に進めますが、「し」や「しょ」には進めません。

進み方の例

※送りがなは読みません。

入→一→町→上

（はい）（いち）（ちょう）（うえ）

➡ 花	石	玉	町	➡ ①
中	貝	白	六	➡ ②
川	糸	年	円	➡ ③
百	草	先	金	➡ ④

川島隆太教授から

前頭葉の大部分を占める前頭前野が感情や記憶などをコントロールしています。

【解答は162ページ】

月　日

開始
時　分　秒

終了
時　分　秒

所要時間
分　秒

11日目

川島隆太教授から
前頭前野を刺激することで、記憶力や認知力などがアップします。

――の漢字の読みと、□にあてはまる漢字を書きましょう。

① これは力さくだ（傍線：力）
② 一男一女（傍線：一男一女）
③ 十月十日（傍線：十日）
④ 空っぽのびん（傍線：空）
⑤ 本人しだい（傍線：本人）
⑥ □□（てん・か）をとる
⑦ つりの□□（めい・じん）
⑧ □□（ゆう・だち）がふる
⑨ □（いと）でんわ
⑩ □□（ひと・め）ぼれ

三字熟語

難易度 ★☆☆

四角の中の漢字を組み合わせて、三字熟語を2つ完成させましょう。

小　日　校　月　三　学

□□□
□□□

【解答は162ページ】

月　日

開始　時　分　秒

終了　時　分　秒

所要時間　分　秒

12日目

この絵なんの字

難易度 ★☆☆

漢字を絵であらわしています。
それぞれの絵があらわす漢字を書きましょう。

例題

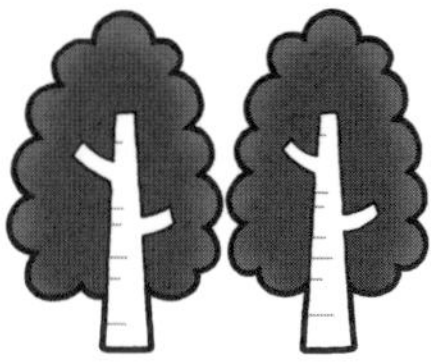

答え 林

①

②

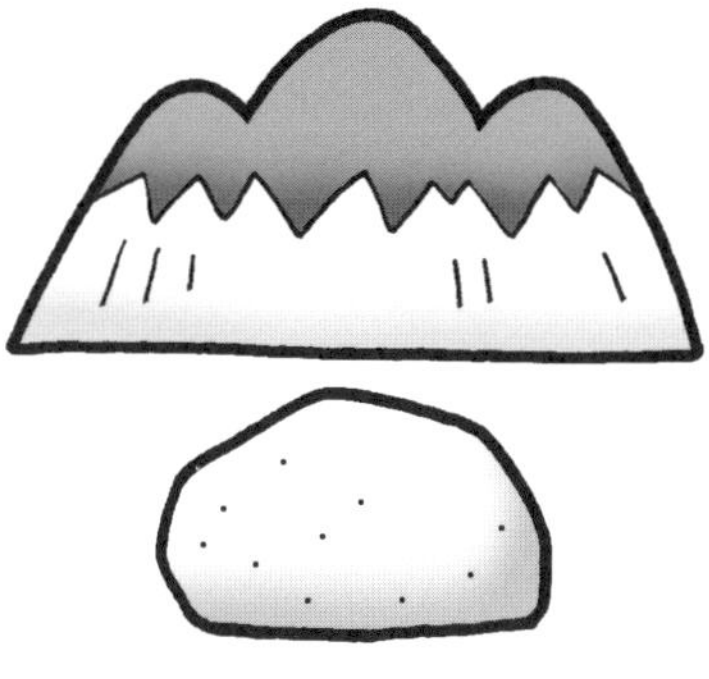

③

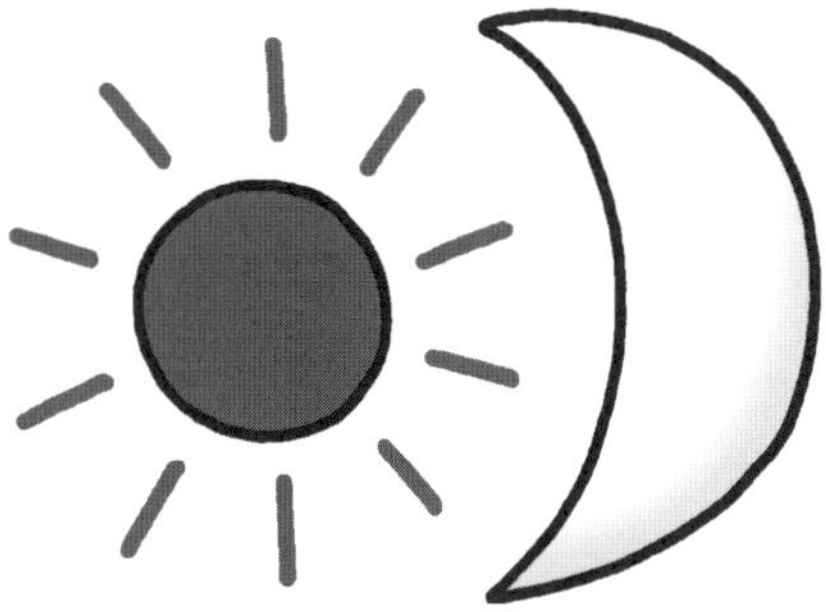

川島隆太教授から

人とのコミュニケーションは脳を活性化させますが、とくにリラックスできる家族との会話が前頭前野をもっとも働かせます。

【解答は162ページ】

月　日

開始　時　分　秒
終了　時　分　秒

所要時間　分　秒

13日目

川島隆太教授から

同僚よりも友人、友人の中でも親友など、仲がよい人と話すほど脳は活性化します。

――の漢字の読みと、□にあてはまる漢字を書きましょう。

① 月の引力（引力に傍線）
② 羽ばたきをする（羽に傍線）
③ 手近におく（手近に傍線）
④ 足が遠のく（遠に傍線）
⑤ 一丸となる（一丸に傍線）
⑥ □□（こく・りつ）公園
⑦ オペラ□□（か・しゅ）
⑧ □□（けい・かく）をねる
⑨ □□（き・いろ）い花
⑩ □□（ご・ぜん）九時

四字熟語

難易度 ★☆☆

次の意味に合う四字熟語を□に書き入れましょう。

① かくすことがなくて、正しくどうどうとしていること
□□□□（こう・めい・せい・だい）

② いつでも、どこでも、ということ
□□□□（こ・こん・とう・ざい）

【解答は162ページ】

月　日

開始
時　分　秒

終了
時　分　秒

所要時間
分　秒

14日目

漢字合わせ札

漢字をバラバラにしました。元の漢字は何でしょう？

難易度 ★☆☆

例題

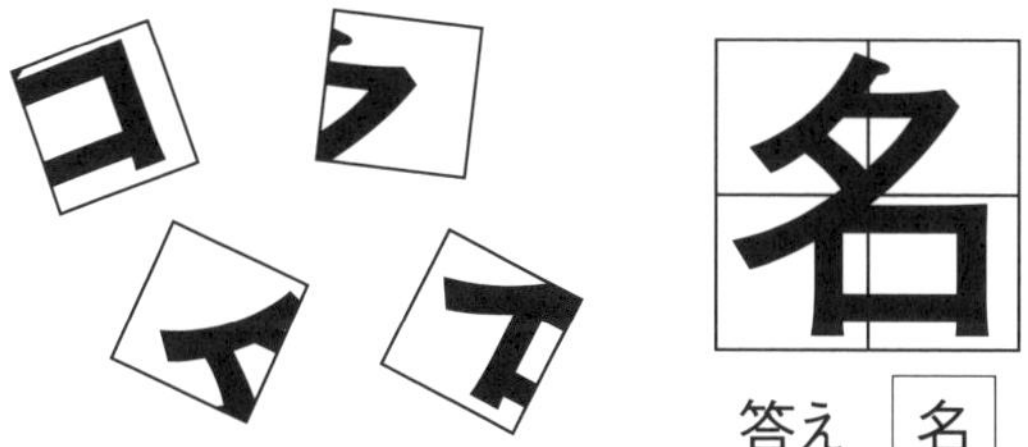

答え 名

①

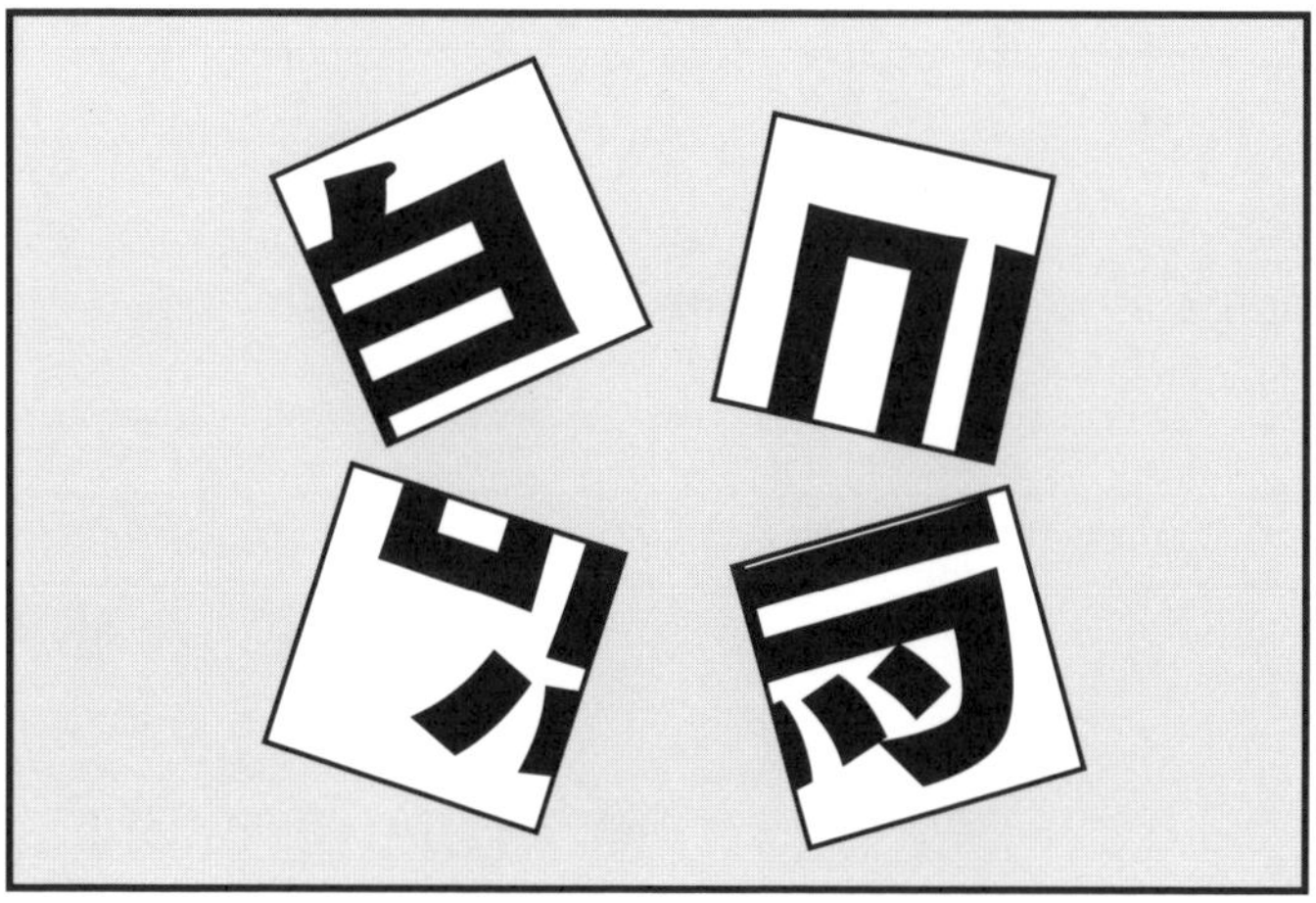

②

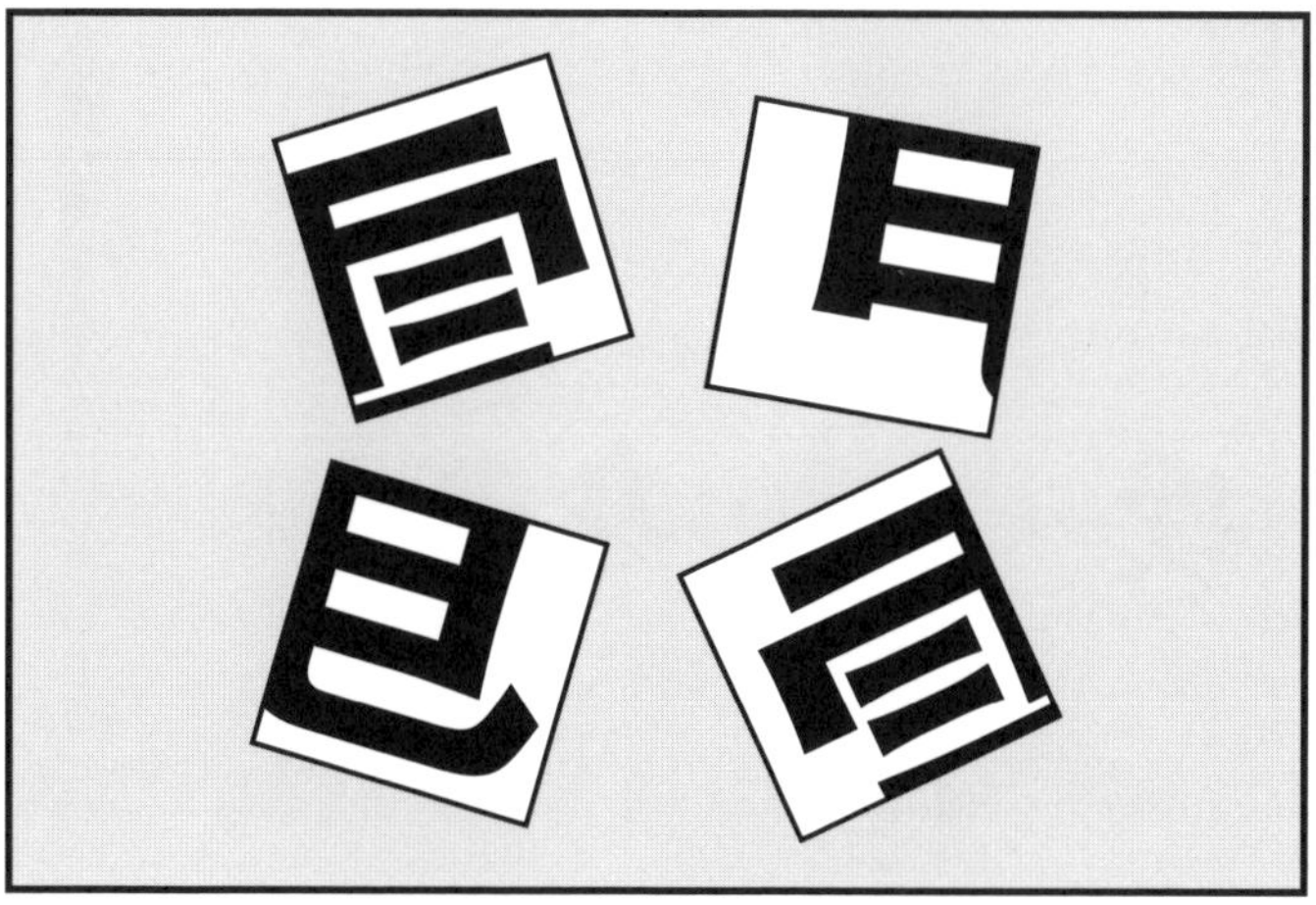

川島隆太教授から

何かを継続させるためには、モチベーションを保つことが大事。そのためには目標をしっかりもつことが必要です。

【解答は162ページ】

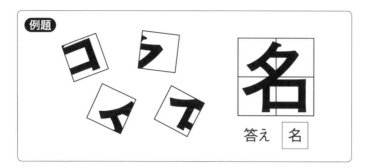

川島隆太教授から

脳のトレーニングは、2週間くらいで効果が出始めます。自分で変化を感じませんか？

月	日	開始 時 分 秒	終了 時 分 秒	所要時間 分 秒

15日目

漢字の式

難易度★☆☆

漢字の部品を足したり引いたりしてできる2文字の熟語は何でしょう？

例題 女＋女＋市＋未＝姉妹

① 口＋王＋寸＋求＝□□

② 言＋公＋十＋糸＋心＝□□

十字パズル

難易度★☆☆

真ん中の□に漢字を入れて、上下左右に4個、熟語ができるようにしましょう。

例題 登→山、裏→山→道、山→上

① 問→□、宿→□→名、□→材

② 甘→□、授→□→身、□→信

【解答は163ページ】

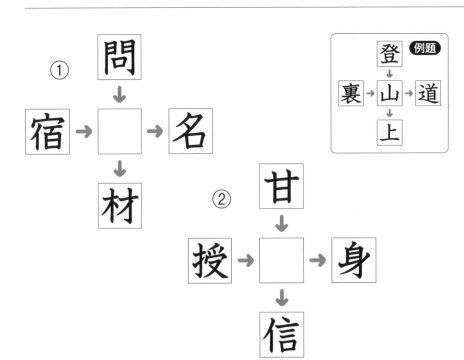

月　日

開始
時　分　秒

終了
時　分　秒

所要時間
分　秒

16日目

あぶりだし

難易度★☆☆

文章にあてはまる漢字のマスを全部ぬりましょう。ぬられたところが漢字になります。その字を書きましょう。

例題

水	人	夕
入	花	下
雨	火	男

● 2画の漢字を全部ぬりましょう。
●「か」と読む漢字を全部ぬりましょう。

答え

水	■	夕
■	■	■
雨	■	男

十

東	海	道	語	数
会	場	書	高	毎
話	池	記	近	週
分	読	夜	汽	交
活	答	合	計	通

●「ごんべん」の漢字をぬりましょう。
●「さんずい」の漢字をぬりましょう。
●「しんにょう」の漢字をぬりましょう。

川島隆太教授から

歌を歌うときは、カラオケよりアカペラのほうが脳はたくさん働きますよ。

【解答は163ページ】

開始
時　分　秒
終了
時　分　秒
所要時間
分　秒
月　日

17日目

川島隆太教授から
理想の睡眠時間は7時間くらいです。質のよい睡眠は脳の健康を保ちます。

――の漢字の読みと、□にあてはまる漢字を書きましょう。

① シカの角（傍線：角）
② ふたを外す（傍線：外）
③ 魚市場（傍線：市場）
④ オリオンざの星雲（傍線：星雲）
⑤ 見聞を広める（傍線：見聞）
⑥ □□（いわ・ば）をのぼる
⑦ 書き□（しる）す
⑧ □□（さと・がえ）り
⑨ □□□（きょう・か・しょ）
⑩ 土手を□（はし）る

反対の意味

難易度 ★☆☆

上にある語の反対の意味になる漢字を□に書きましょう。

① 夏 ↕ □
② 東 ↕ □
③ 天 ↕ □
④ 遠い ↕ □い

【解答は163ページ】

月　日

開始
時　分　秒
終了
時　分　秒

所要時間
分　秒

18日目

くりぬき

難易度★☆☆

漢字のある部分をくりぬきました。
正しくあてはまるものを選びましょう。

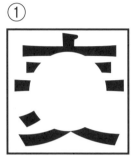

川島隆太教授から
部屋の模様替えは脳をリフレッシュし、活性化します。

①

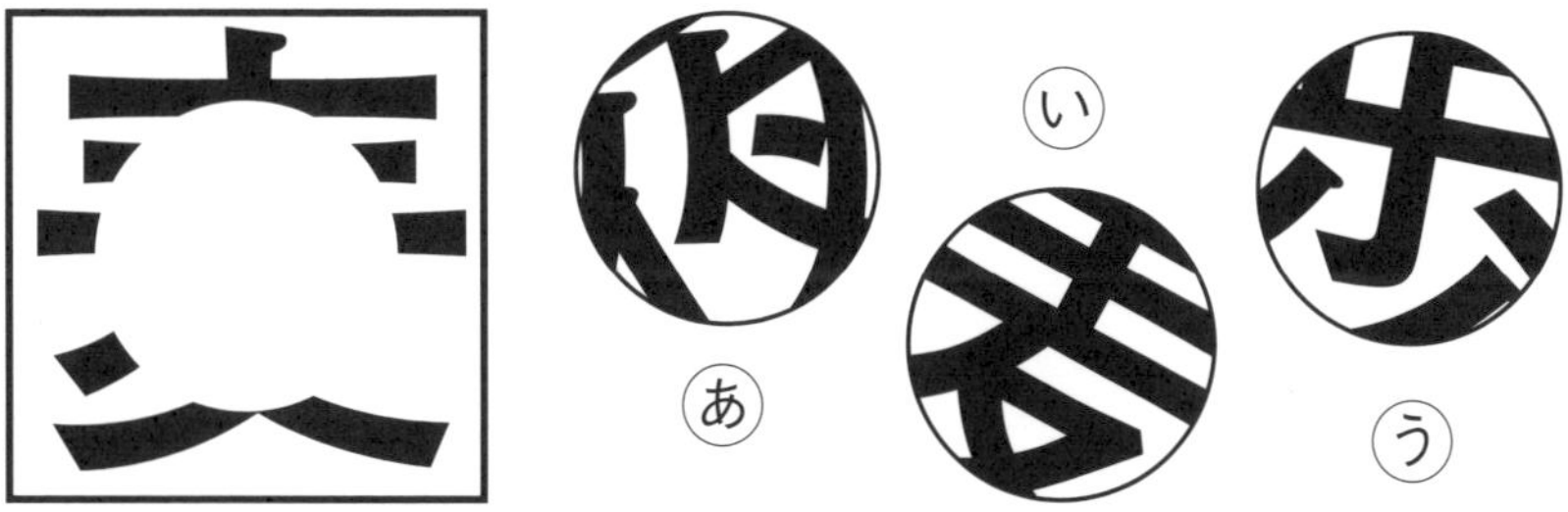

②

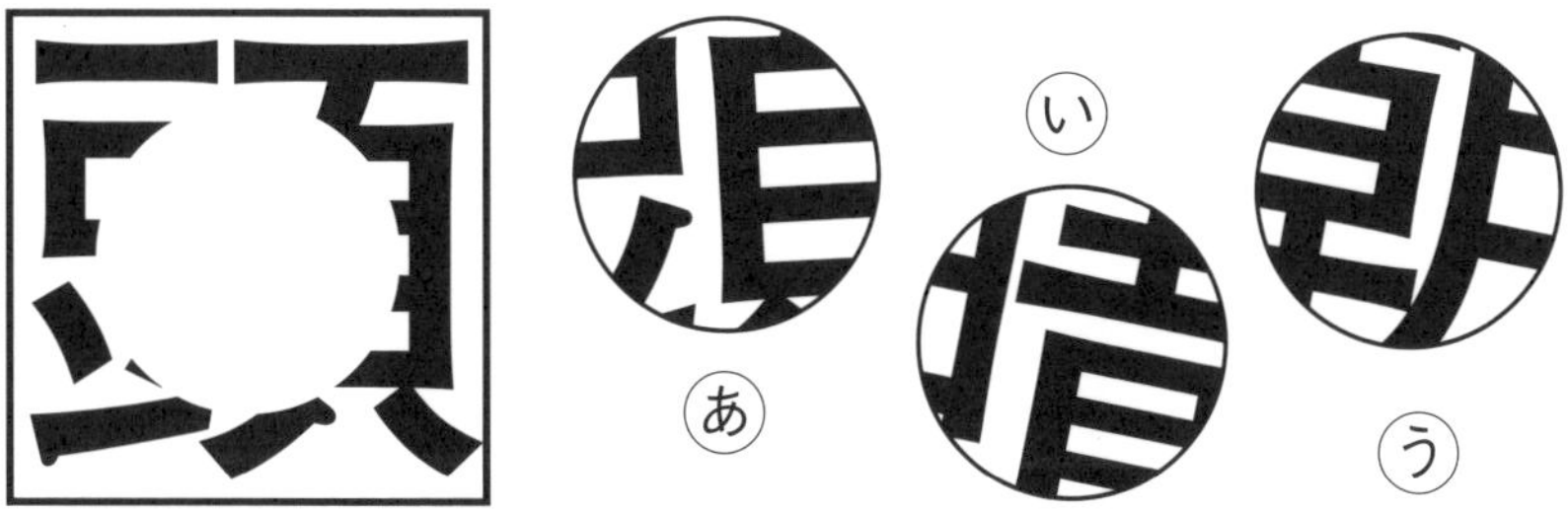

③

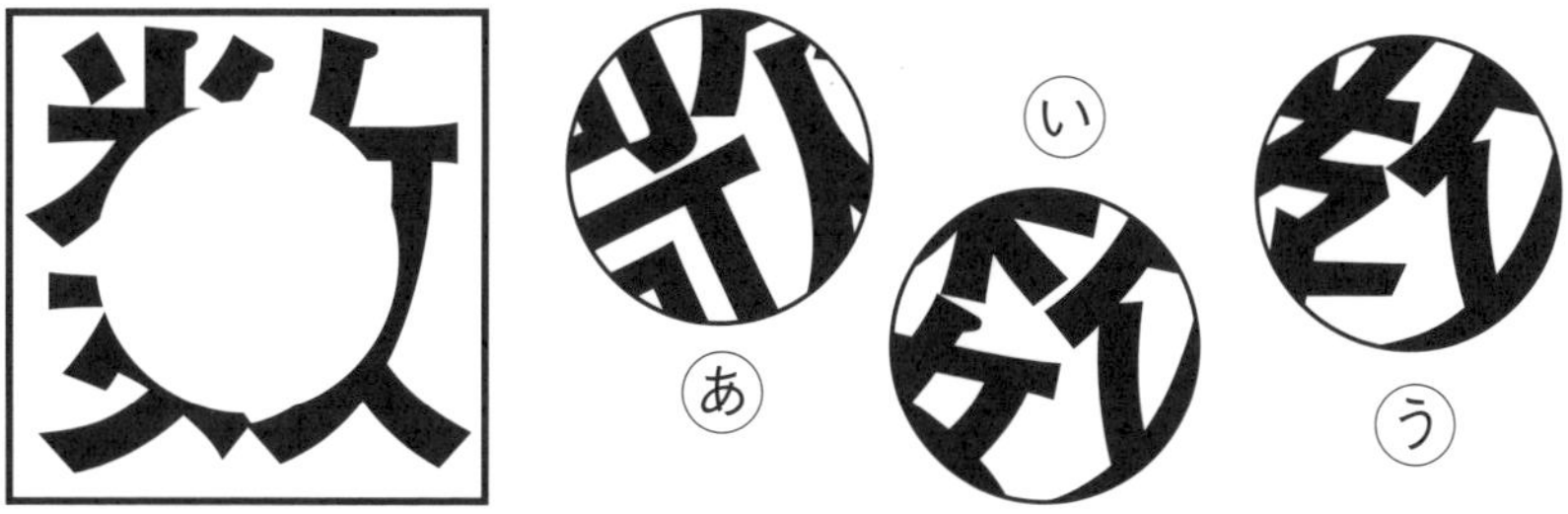

【解答は163ページ】

川島隆太教授から

部屋が物であふれている人は優先順位をつけ、いらなそうな物は思いきって捨てましょう。それだけで脳は活性化します。

19日目

月　日	開始　時　分　秒 終了　時　分　秒	所要時間　分　秒

——の漢字の読みと、□にあてはまる漢字を書きましょう。

① 自ら先頭に立つ（自）

② 白紙にもどす（白）

③ 戸外に出る（戸）

④ 太古のちきゅう（太）

⑤ 国交をむすぶ（国）

⑥ □□（こん・ご）のよてい

⑦ そうじ□□（とう・ばん）

⑧ □（むぎ）ばたけ

⑨ □□（にっ・こう）をあびる

⑩ □□（ば・しゃ）にのる

ことわざ

難易度 ★☆☆

次の意味に合う漢字を□に書き入れて、ことわざを完成させましょう。

① ぜったいにおこりえないこと

朝日が□からのぼる

② 先のことは気にかけなくてもいいということ

明日は明日の□がふく

【解答は163ページ】

20日目

月　日

開始　時　分　秒

終了　時　分　秒

所要時間　分　秒

川島隆太教授から

今日で20日目ですね。パズルを解くことが習慣になってきましたか？

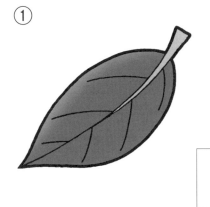

この絵なんの字

難易度 ★☆☆

漢字を絵であらわしています。
それぞれの絵があらわす漢字を書きましょう。

例題

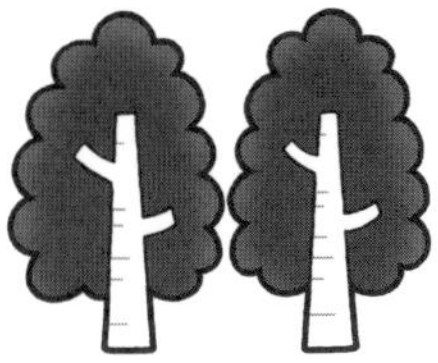

答え 林

①

□

②

□

③

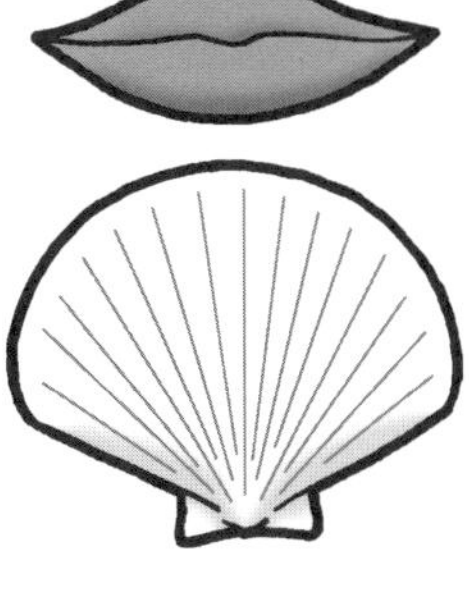

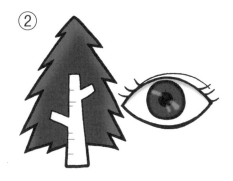

□

【解答は163ページ】

開始
時　分　秒
終了
時　分　秒
所要時間
分　秒
月　日

21日目

川島隆太教授から
部屋の掃除をするときは、効率のよい手順を考えましょう。脳がよく働くだけでなく、時間の節約にもなります。

——の漢字の読みと、□にあてはまる漢字を書きましょう。

① 細かく切る（細）
② へいせい元年（元年）
③ 刀をぬく（刀）
④ 秋分の日（秋分）
⑤ 春分の日（春分）
⑥ よく□（かんが）える
⑦ □（き）□（らく）にする
⑧ □（よわ）□（ね）をはく
⑨ □（ゆみ）□（や）をいる
⑩ イギリス□（おう）□（しつ）

間違い探し

難易度 ★☆☆

次の文中に間違った漢字が1字ずつあります。上に間違った漢字を、下に正しい漢字を書きましょう。

×
○

① 人数が大くて入れない
② 夜が空ける
③ 友だちと気が会う
④ 小数の人がはんたいしている

【解答は163ページ】

22日目

月　日

開始
時　分　秒

終了
時　分　秒

所要時間
分　秒

漢字合わせ札

難易度★☆☆

2文字の熟語を、それぞれ4つに切ってバラバラにしました。元の熟語は何でしょう？

例題

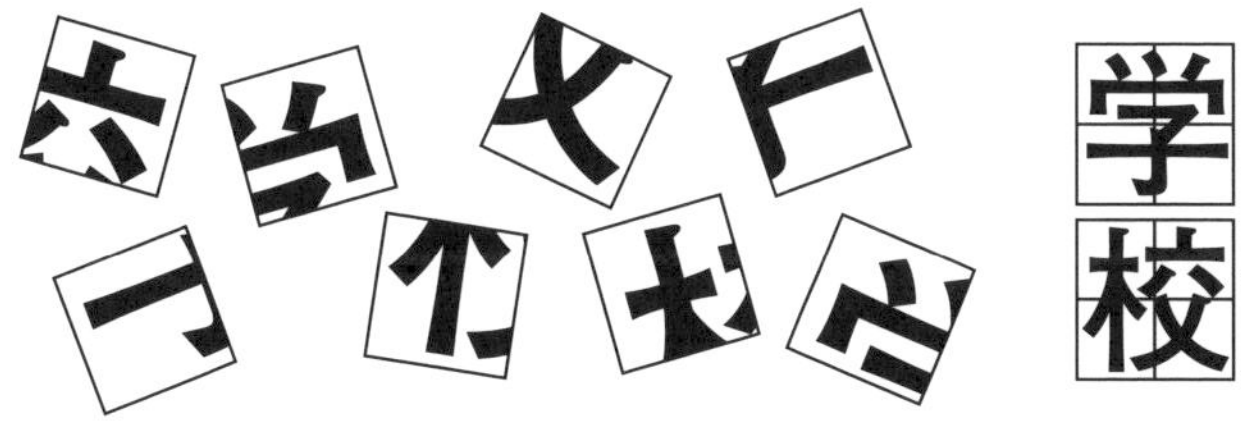

答え　学　校

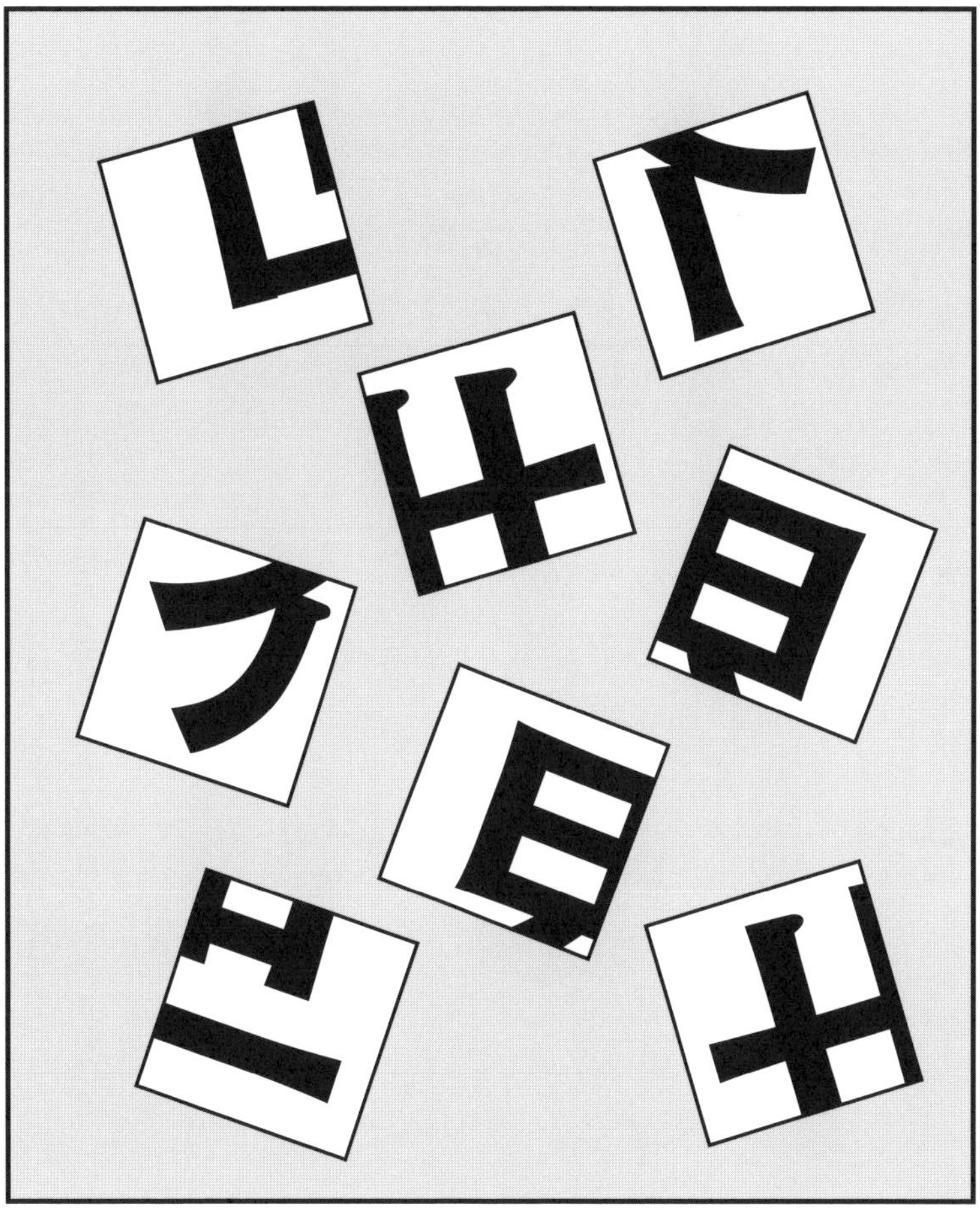

川島隆太教授から

洗濯物はただ干すのではなく、種類別に分けるなど干し方を考えながらやると脳にもいいですよ。

【解答は164ページ】

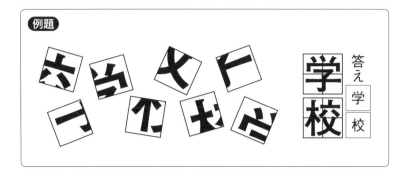

テレビやラジオをつけながら何かをすると脳の働きが鈍くなります。

23日目

月　日

開始　時　分　秒

終了　時　分　秒

所要時間　分　秒

—の漢字の読みと、□にあてはまる漢字を書きましょう。

① 道が通じる（「通」に傍線）
② わが家の家風（「家風」に傍線）
③ 白米のごはん（「白米」に傍線）
④ はさみを用いる（「用」に傍線）
⑤ 六月の半ば（「半」に傍線）
⑥ □□（たしょう）のちがい
⑦ □□（しんせつ）に教える
⑧ 鳥の□（な）き声
⑨ □□（まいあさ）の体そう
⑩ えきの□□（ばいてん）

同じ部首

難易度★☆☆

4つの□には同じ部首が入ります。あてはまる部首とその名前を書きましょう。

例題
□寺　□青　□月　□曜　日（ひへん）

□十　□吾　□舌　□己

□（　　　　）

【解答は164ページ】

24日目

月　日

開始　時　分　秒

終了　時　分　秒

所要時間　分　秒

漢字しりとり迷路

難易度 ★☆☆

➡からスタートして、漢字を正しく読みながらしりとりで進み、右側のどれかに出てください。進む方向はタテかヨコのみです。「じ」で終わったら「じ・じゃ・じゅ・じょ」のどれにでも進めます。「しょ」で終わったら「よ」に進めますが、「し」や「しょ」には進めません。

進み方の例

※送りがなは読みません。

入（はい）→一（いち）→町（ちょう）→上（うえ）

	内	市	直	組	母	➡①
	魚	夏	角	後	父	➡②
➡	朝	才	家	園	姉	➡③
	里	鳥	寺	来	妹	➡④
	当	馬	前	顔	弟	➡⑤

川島隆太教授から

「なぜ？　なに？」という疑問や好奇心は、脳が刺激を欲しがっている証拠。調べたり実行することで、脳が元気になりますよ。

【解答は164ページ】

開始　時　分　秒
終了　時　分　秒
所要時間　分　秒
月　日

25日目

川島隆太教授から
笑っているときは右脳の前頭前野が活発に働いています。免疫機能も高まるので、健康のためにもたくさん笑ってください。

──の漢字の読みと、□にあてはまる漢字を書きましょう。

① 家路（──）につく
② 練（──）りあるく
③ 品数（──）が多い
④ 平泳（──）ぎ
⑤ 正の数と負（──）の数（──）
⑥ □□（へいわ）をいのる
⑦ 日本□□（れっとう）
⑧ □□（りょくちゃ）を飲む
⑨ 近所の□□（やっきょく）
⑩ □□（ゆでん）の開発

四字熟語　難易度★☆☆

次の意味に合う四字熟語を□に書き入れましょう。

① だめなものを立ち直らせること
□□□□（き し かい せい）

② 時間とともに、たえ間なくよいほうへすすんでいくこと
□□□□（にっ しん げっ ぽ）

【解答は164ページ】

月　日

開始　時　分　秒

終了　時　分　秒

所要時間　分　秒

26日目

ミニクロ

難易度★☆☆

小さい漢字クロスワードです。
ヒントにあてはまる答えを漢字で書きましょう。

①

1	3
2	

ヨコの1　お店で売っているものです

ヨコの2　登場 ――　中心 ――

タテの1　売ってお金をもうけます。
『ヴェニスの ――』という劇もあります

タテの3　お礼の ―― をお受け取りください

②

1	3
2	

ヨコの1　試合 ―― のサイレンが鳴った

ヨコの2　選挙 ――　―― 神経　―― 会

タテの1　ラッキーになるように ―― のお守りを買いました

タテの3　運転をスタートさせること

川島隆太教授から

乗ったことのないバスや電車に乗ると、脳に新しい刺激を与えます。日帰りの旅に出るのもいいですよ。

【解答は164ページ】

27日目

月　日

開始　時　分　秒
終了　時　分　秒
所要時間　分　秒

川島隆太教授から
空腹では、勉強や仕事に集中できません。脳にもエネルギーが必要なのです。

――の漢字の読みと、□にあてはまる漢字を書きましょう。

① 名前の由来（由来に傍線）
② 平等に分ける（平等に傍線）
③ 土地を有する（有に傍線）
④ 助手をつとめる（助手に傍線）
⑤ 病みあがり（病に傍線）
⑥ □□（ちゅう・おう）アルプス
⑦ □□（じ・み）な色
⑧ □□（しょう・わ）生まれ
⑨ まともに□□（めい・ちゅう）
⑩ □（あたた）かいお茶

反対の意味

難易度 ★☆☆

上にある語の反対の意味になる漢字を□に書きましょう。

① 始まる ↕ □わる
② 重い ↕ □い
③ 勝つ ↕ □ける
④ 明るい ↕ □い

【解答は164ページ】

28日目

月　日

開始　時　分　秒

終了　時　分　秒

所要時間　分　秒

漢字合わせ札

難易度★☆☆

2文字の熟語を、それぞれ4つに切ってバラバラにしました。元の熟語は何でしょう？

例題

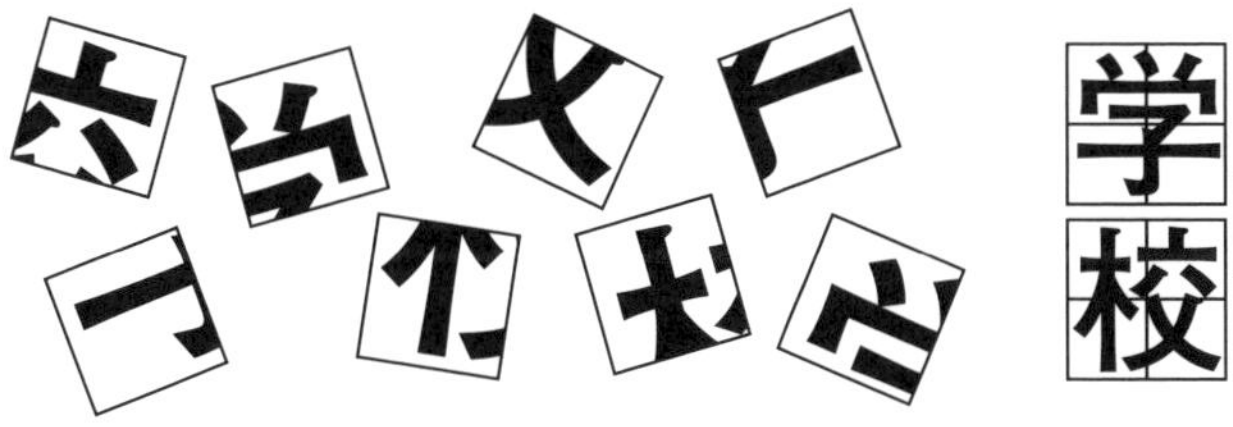

答え　学　校

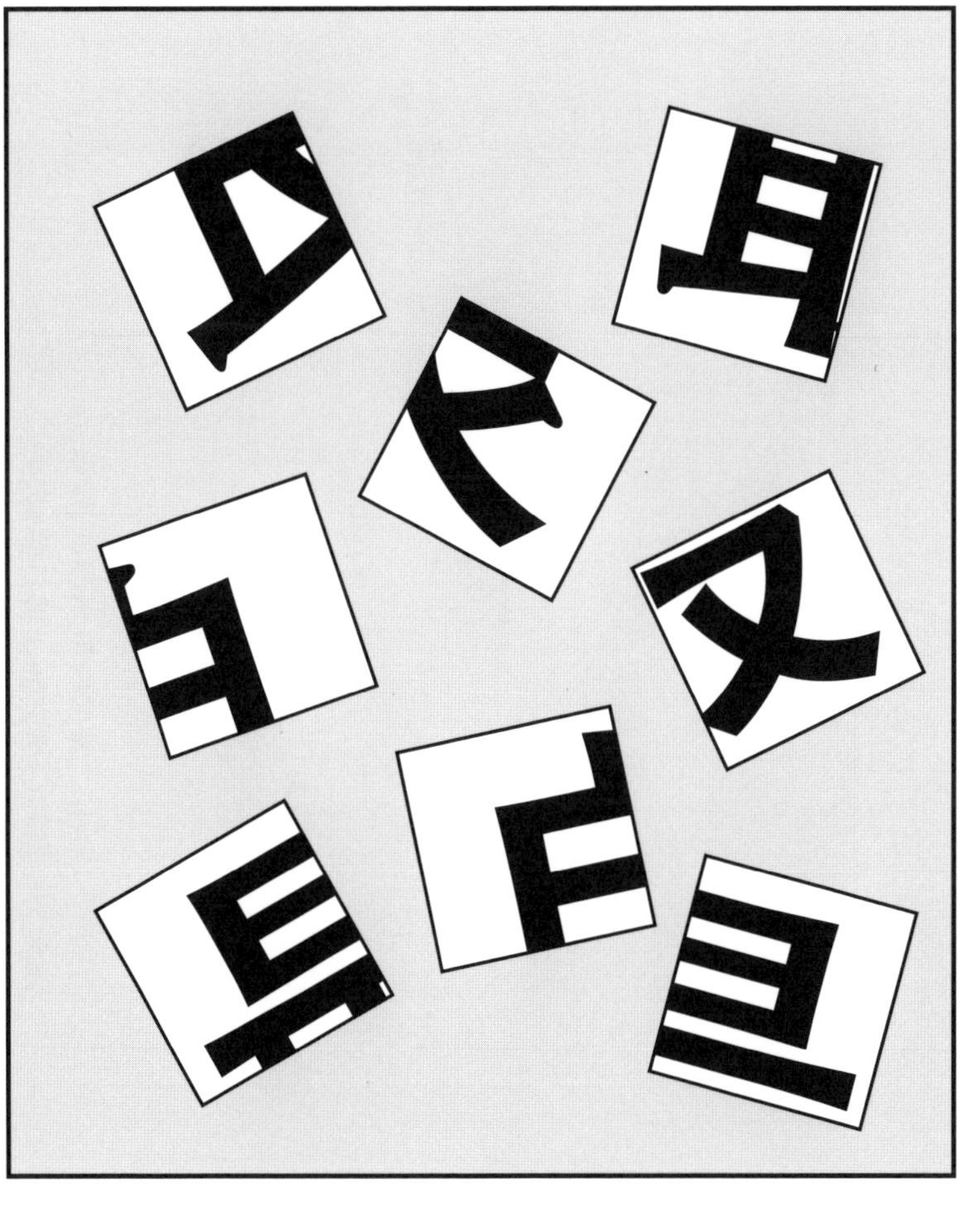

川島隆太教授から

創造力というものは、まさに脳の前頭前野から生まれています。脳のトレーニングは創造力も豊かにするのです。

【解答は165ページ】

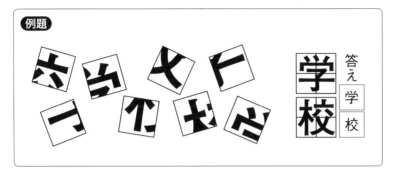

月　日	開始 時 分 秒 / 終了 時 分 秒	所要時間 分 秒

29日目

川島隆太教授から
脳は慣れたことをしても活性化しません。唯一の例外が文字と数字を扱うことです。読み・書き・計算は何度くり返しても効果があります。

――の漢字の読みと、□にあてはまる漢字を書きましょう。

① 悪化する
② 皮肉を言う
③ 鉄板やき
④ 体を反らす
⑤ 一葉の写真
⑥ □□□（まん・ねん・ひつ）
⑦ □□（ほっ・さ）が起こる
⑧ □□（き・くば）り
⑨ □□（せ・かい）のはて
⑩ 意気□□（とう・ごう）

ことわざ　難易度★☆☆

次の意味に合う漢字を□に書き入れて、ことわざを完成させましょう。

① いきおいを、さらにはげしくすること
火に□を注ぐ

② よくばらない人には幸運がおとずれるということ
のこりものには□がある

【解答は165ページ】

30日目

開始	終了	所要時間
月　日	時　分　秒 / 時　分　秒	分　秒

漢字しりとり迷路

難易度 ★☆☆

➡からスタートして、漢字を正しく読みながらしりとりで進み、右側のどれかに出てください。進む方向はタテかヨコのみです。「じ」で終わったら「じ・じゃ・じゅ・じょ」のどれにでも進めます。「しょ」で終わったら「よ」に進めますが、「し」や「しょ」には進めません。

進み方の例

※送りがなは読みません。

入 → 一 → 町 → 上
（はい）（いち）（ちょう）（うえ）

	面	豆	命	板	球	➡ ①
	詩	島	坂	係	両	➡ ②
➡	橋	宮	薬	畑	研	➡ ③
	式	君	湖	笛	駅	➡ ④
	流	緑	岸	主	由	➡ ⑤

答え：□

川島隆太教授から

ユーモアは脳を鍛えます。ダジャレや冗談を言って家族や友人を笑わせるといいですよ。

【解答は165ページ】

31日目

川島隆太教授から

1カ月たちました。毎日がんばっていますか？　続けるということはすごいことですよ。

漢字の式

難易度 ★★☆

漢字の部品を足したり引いたりしてできる2文字の熟語は何でしょう？

例題
女＋女＋市＋未＝姉妹

① 酒＋宋＋隼＋妃－汁－安
＝□□

② 泣＋杜＋支＋軸－梓
＝□□

十字パズル

難易度 ★☆☆

真ん中の□に漢字を入れて、上下左右に4個、熟語ができるようにしましょう。

例題
登→山、裏→山→道、山→上

① 質→□、酸→□→直、□→人

② 往→□、回→□→旧、□→興

【解答は165ページ】

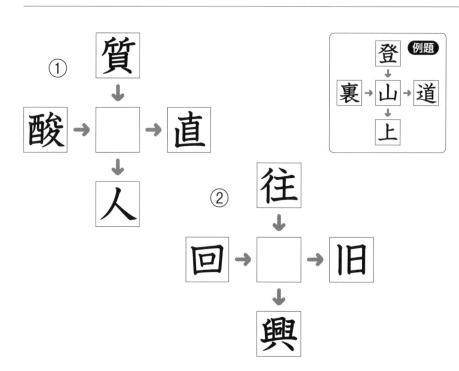

月　日

開始　時　分　秒

終了　時　分　秒

所要時間　分　秒

この絵なんの字

難易度★☆☆

漢字を絵であらわしています。
それぞれの絵があらわす漢字を書きましょう。

例題

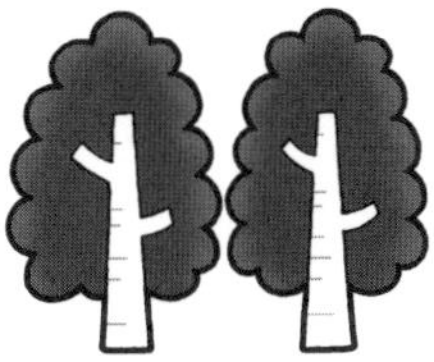

答え 林

①

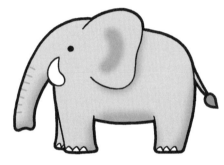

②

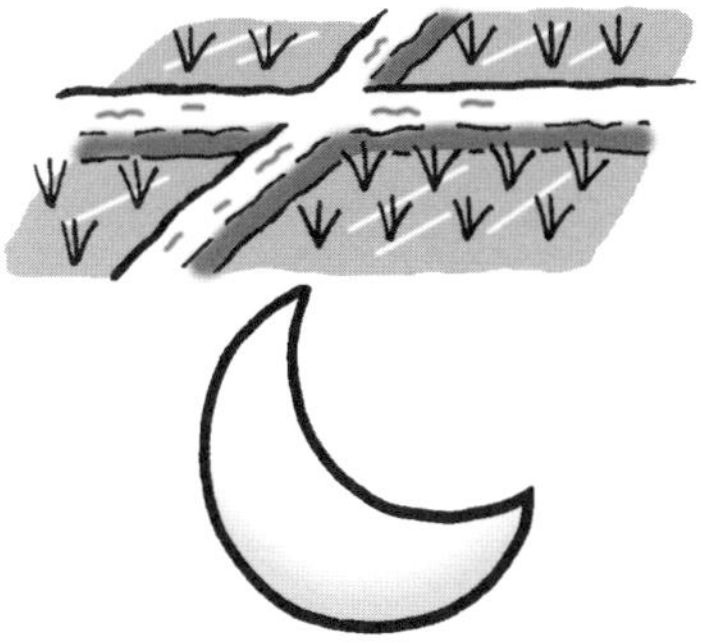

③

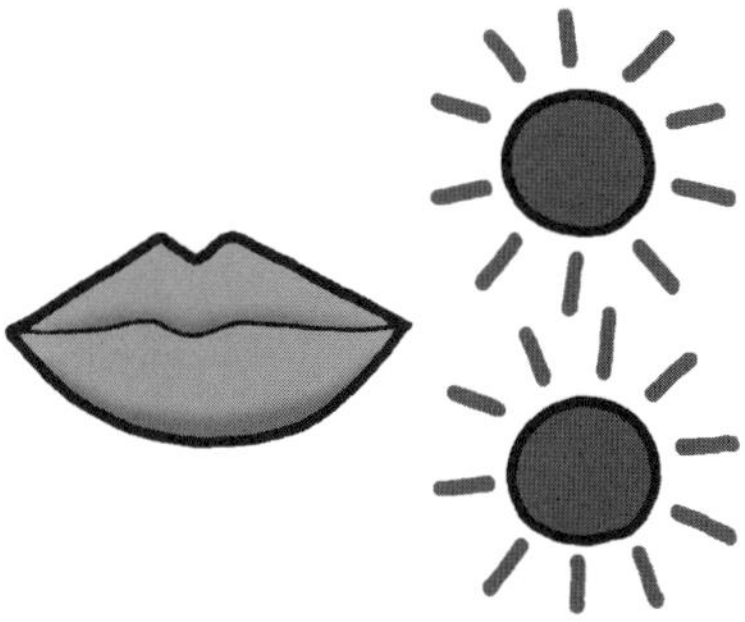

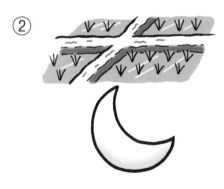

川島隆太教授から

好きなことをしているときは脳も喜んで活発に動いています。好きなことに集中して取り組む時間をもちましょう。

【解答は165ページ】

開始　　時　　分　　秒
終了　　時　　分　　秒
所要時間　　分　　秒
月　　日

33日目

川島隆太教授から
脳の血液の流れがよくなるのは、脳を働かせたときだけです。体を動かしても、脳の血流は一定に保たれています。

――の漢字の読みと、□にあてはまる漢字を書きましょう。

①庭で転ぶ（転）
②生命が宿る（宿）
③とうふ一丁（丁）
④打開する（打開）
⑤身軽なかっこう（身軽）
⑥□□（つごう）がいい
⑦銀行の□□（つうちょう）
⑧水を□（そそ）ぐ
⑨□□（けっちゃく）がつく
⑩父の□□（だいり）

間違い探し

難易度 ★☆☆

次の文中に間違った漢字が1字ずつあります。上に間違った漢字を、下に正しい漢字を書きましょう。

×
○

①手のひらを帰す
□ ↓ □

②陽気な半面、なき虫だ
□ ↓ □

③指命手配中のはん人
□ ↓ □

④みんなの注目を一心に集める
□ ↓ □

【解答は165ページ】

34日目

月　日

開始　時　分　秒

終了　時　分　秒

所要時間　分　秒

漢字合わせ札

難易度★☆☆

2文字の熟語を、それぞれ4つに切ってバラバラにしました。元の熟語は何でしょう？

例題

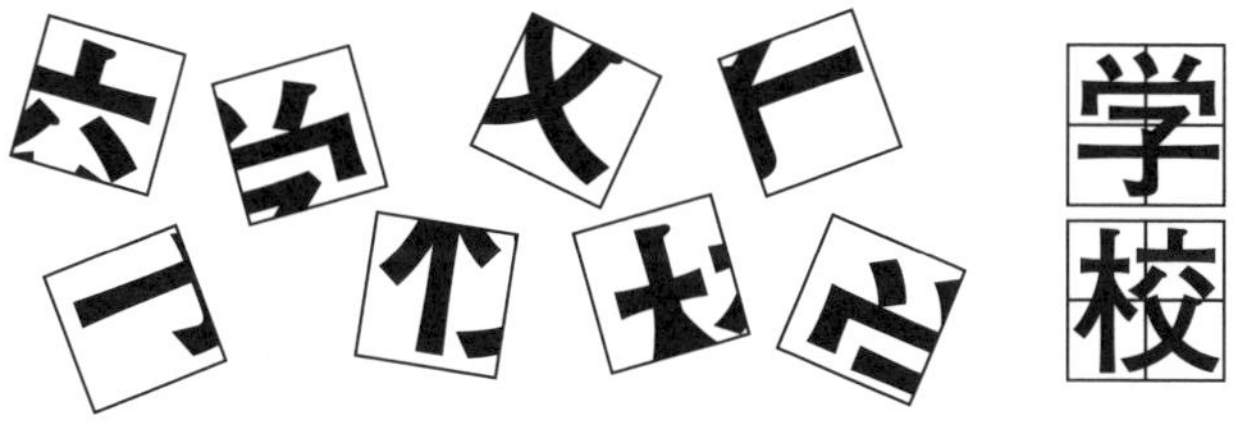

答え　学　校

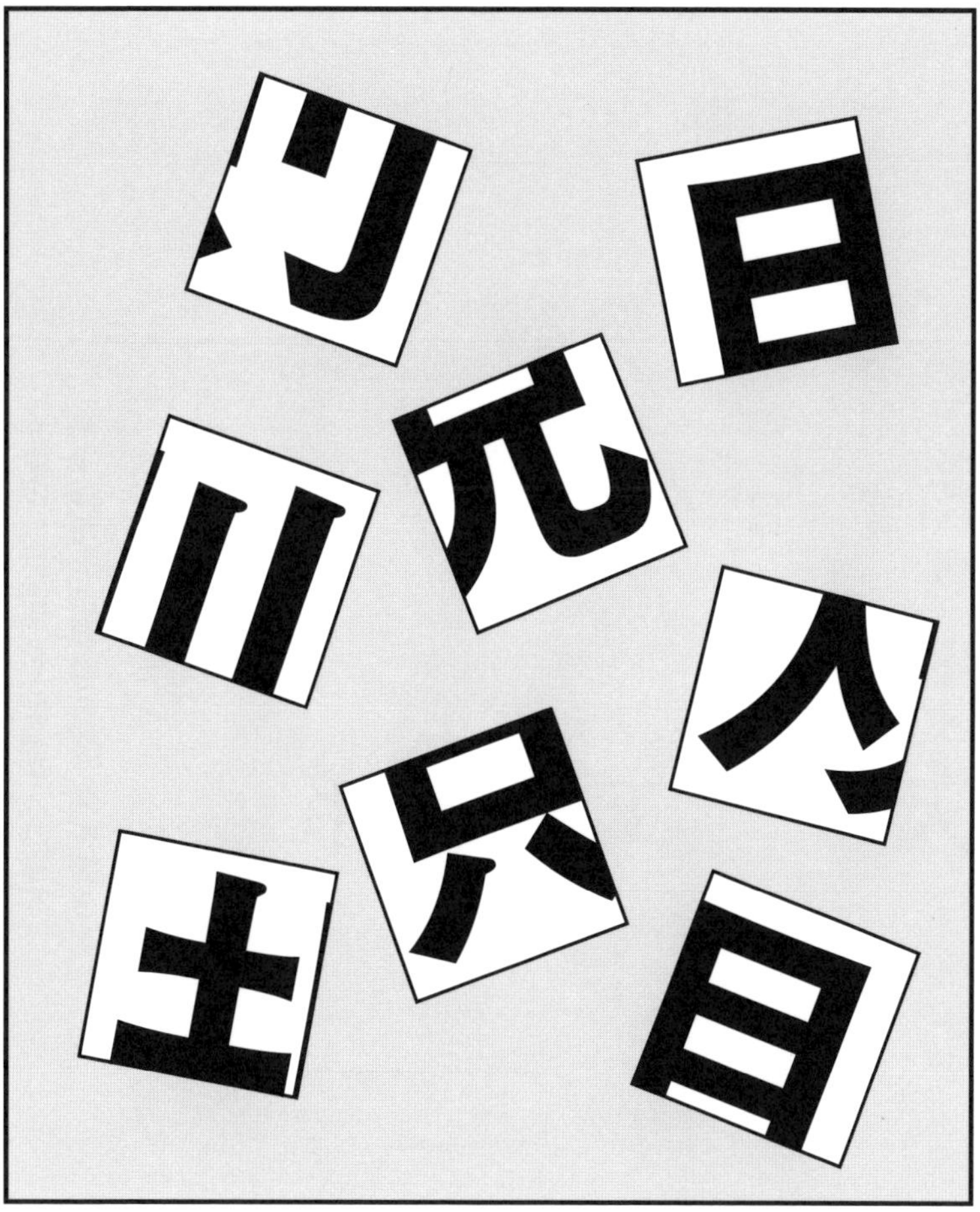

川島隆太教授から

サークル活動やカルチャースクールなどに参加し、多くの人とかかわりをもつようにすると、脳がイキイキとします。

【解答は166ページ】

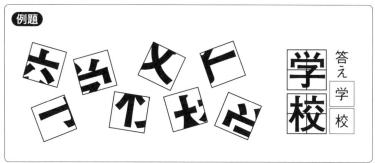

月　日

開始　時　分　秒

終了　時　分　秒

所要時間　分　秒

35日目

川島隆太教授から

一緒にいて楽しかったり、落ち着ける人を友人にもちましょう。それは脳にとってもよいことなのです。

―の漢字の読みと、□にあてはまる漢字を書きましょう。

① 落語（落語に傍線）を聞く

② 神を祭（祭に傍線）る

③ 苦（苦に傍線）い薬

④ 寒（寒に傍線）の入り

⑤ 屋内（屋内に傍線）プール

⑥ 電車の□（じょう）□（きゃく）

⑦ ゴミ□（ひろ）い

⑧ □（しょ）□（ちゅう）おみまい

⑨ 王様に□（つか）える

⑩ □（たい）□（こう）車線

同じ部首

難易度★☆☆

4つの□には同じ部首が入ります。あてはまる部首とその名前を書きましょう。

例題　□寺　□青　□月　□曜　日（ひへん）

□由　□央　□主　□羊

□（　　　）

【解答は166ページ】

技術や記憶をしっかり定着させるには、くり返すことが大事なのです。

月 日	開始 時 分 秒	所要時間
	終了 時 分 秒	分 秒

36日目

ミニクロ

難易度★☆☆

小さい漢字クロスワードです。
ヒントにあてはまる答えを漢字で書きましょう。

①

1	3
2	

ヨコの1　その数には足りないこと。1円 —— は切り捨て

ヨコの2　今日が月末なら明日からはこれ

タテの1　現在・過去・——

タテの3　夜空に浮かぶまんまる

②

1	3
2	

ヨコの1　パーフェクトなこと。—— 試合

ヨコの2　育って大きくなること。子どもの —— 記録

タテの1　できあがること。—— 度が高い

タテの3　はじからはじまでを測るとわかる。—— 20メートルの蛇

【解答は166ページ】

37日目

月　日

開始　時　分　秒
終了　時　分　秒
所要時間　分　秒

――の漢字の読みと、□にあてはまる漢字を書きましょう。

① 書類を束ねる（束）
② 使い果たす（果）
③ 新記録が続出（続出）
④ 世帯主（世帯）
⑤ 地底トンネル（地底）

⑥ □（てん）□（ねん）ガス
⑦ 目標□（たっ）□（せい）
⑧ □（ほう）□（ち）自転車
⑨ あらしの□（ぜん）□（ちょう）
⑩ □（ちょっ）□（けい）10センチ

四字熟語

難易度★☆☆

次の意味に合う四字熟語を□に書き入れましょう。

① すべてそろっていること
□（かん）□（ぜん）□（む）□（けつ）

② あるきっかけから、気持ちがよい方向に変わること
□（しん）□（き）□（いっ）□（てん）

【解答は166ページ】

月 日	開始 時 分 秒 / 終了 時 分 秒	所要時間 分 秒

38日目

漢字合わせ札

難易度★☆☆

2文字の熟語を、それぞれ4つに切ってバラバラにしました。元の熟語は何でしょう？

例題

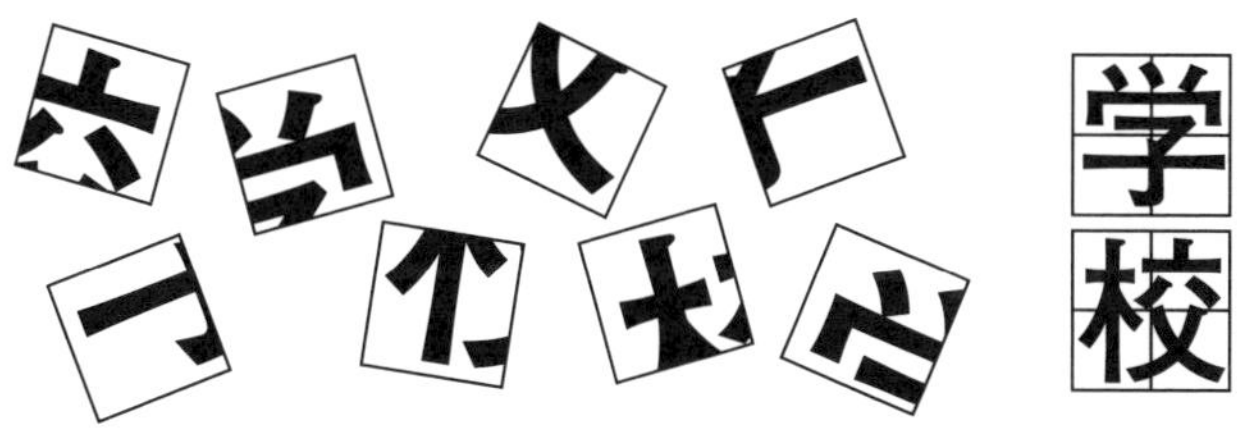

答え 学 校

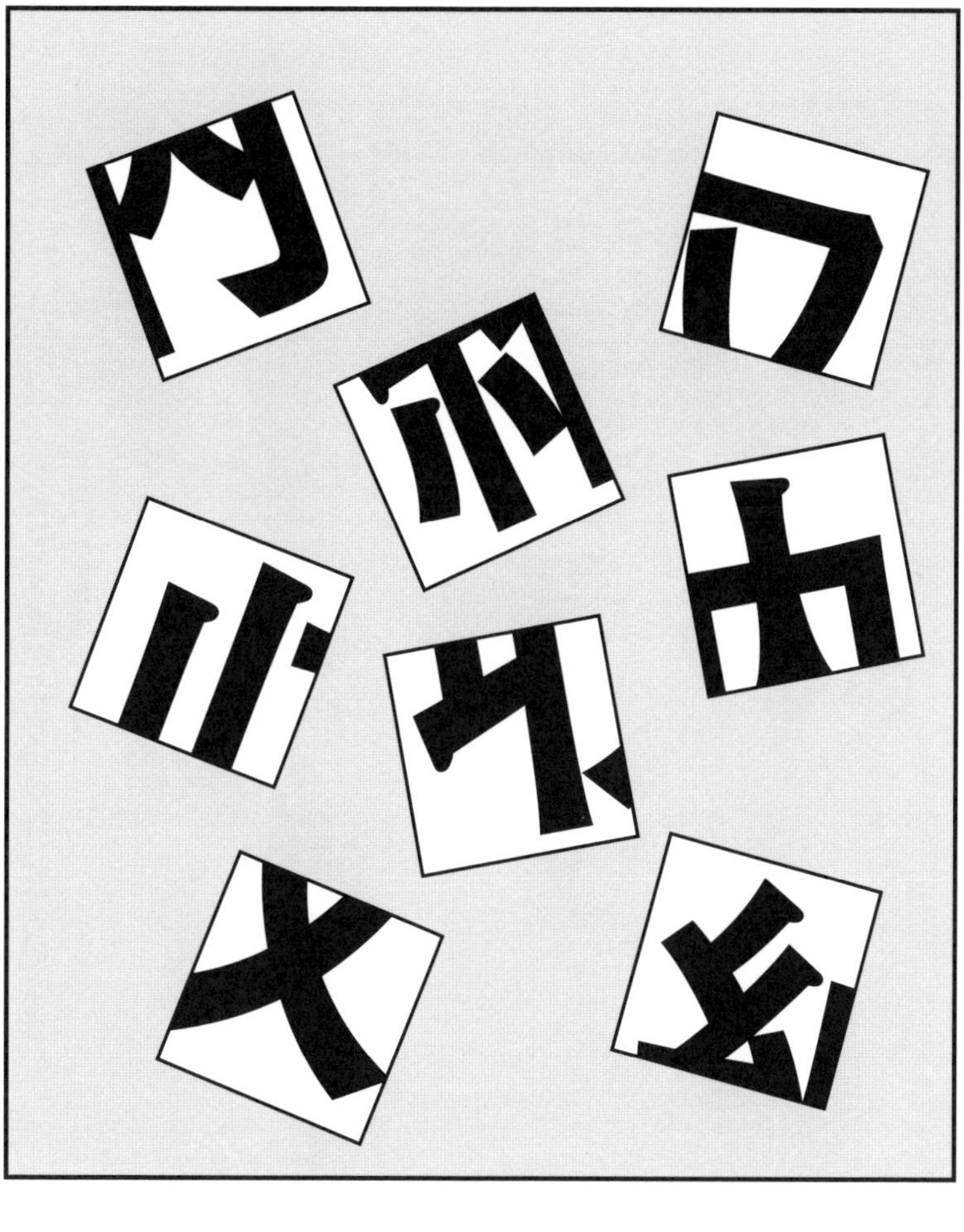

川島隆太教授から

ゆうべは何時間眠れましたか？ 睡眠は十分とれていますか？

【解答は166ページ】

月　日

開始　時　分　秒
終了　時　分　秒

所要時間　分　秒

39日目

川島隆太教授から
脳は使うことだけが重要ではなく休ませることも大切。意識して脳をたくさん使ったあとは、よく休ませてください。

――の漢字の読みと、□にあてはまる漢字を書きましょう。

① 旅の心得（心得に傍線）
② 的外れ（的外れに傍線）
③ 特訓を受ける（特訓に傍線）
④ 試合に敗れる（敗に傍線）
⑤ 医学博士（博士に傍線）
⑥ □□（と・ほ）5分
⑦ □□□（こう・くう・き）
⑧ 手先が□□（き・よう）
⑨ □□（ねっ・しん）な生徒
⑩ □□（ごう・れい）をかける

反対の意味

難易度 ★☆☆

上にある語の反対の意味になる漢字を□に書きましょう。

① 喜ぶ ↕ □しむ
② 高い ↕ □い
③ 深い ↕ □い
④ 得点 ↕ □点

【解答は166ページ】

川島隆太教授から

長い間、喫煙し続けると脳を萎縮させることになります。

開始	所要時間
時　分　秒	
終了	
時　分　秒	分　秒

月　日

40日目

漢字しりとり迷路

難易度 ★☆☆

➡からスタートして、漢字を正しく読みながらしりとりで進み、右側のどれかに出てください。進む方向はタテかヨコのみです。「じ」で終わったら「じ・じゃ・じゅ・じょ」のどれにでも進めます。「しょ」で終わったら「よ」に進めますが、「し」や「しょ」には進めません。

進み方の例

※送りがなは読みません。

入→一→町→上

（はい）（いち）（ちょう）（うえ）

	信	浴	管	司	参 ➡ ①
	印	初	喜	衣	便 ➡ ②
➡	飯	借	粉	仲	連 ➡ ③
	周	訓	無	鏡	民 ➡ ④
	氏	順	栄	型	単 ➡ ⑤

【解答は167ページ】

月　日

開始　時　分　秒
終了　時　分　秒
所要時間　分　秒

41日目

川島隆太教授から
今、何に興味がありますか？　興味があることには積極的にチャレンジするといいですよ。

―の漢字の読みと、□にあてはまる漢字を書きましょう。

① 水辺に立つ
② 母の便り
③ 人望があつい
④ 喜び勇む
⑤ 利口な人
⑥ ゴミの□□（ぶんべつ）
⑦ 戦場の□□（へいし）
⑧ 商品の□□（かんり）
⑨ □□（まんぞく）する
⑩ 電気の□□（せつやく）

ことわざ

難易度 ★☆☆

次の意味に合う漢字を□に書き入れて、ことわざを完成させましょう。

① 悪いことばかりで良いことはまったくないこと
百害あって□□なし

② もめごとがあって、かえって前よりもずっと安定すること
雨ふって地□まる

【解答は167ページ】

月　日

開始　時　分　秒

終了　時　分　秒

所要時間　分　秒

42日目

この絵なんの字

難易度★☆☆

漢字を絵であらわしています。
それぞれの絵があらわす漢字を書きましょう。

例題

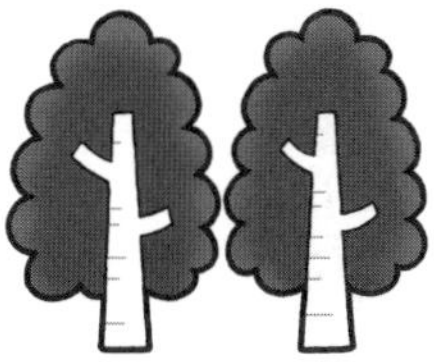

答え 林

①

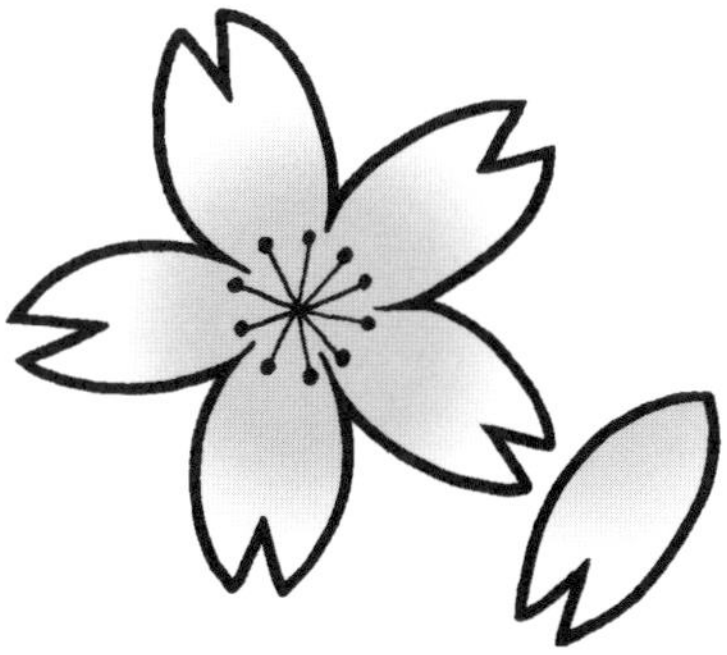

②

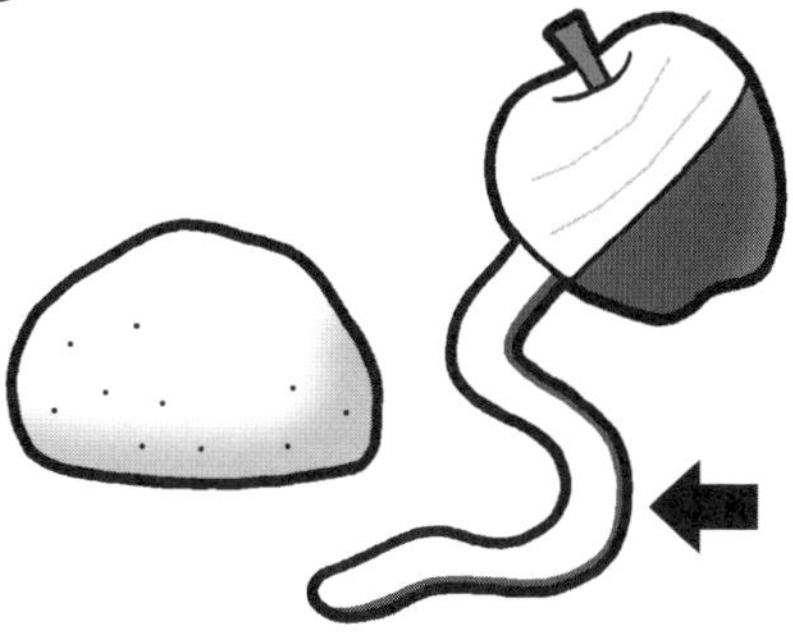

③

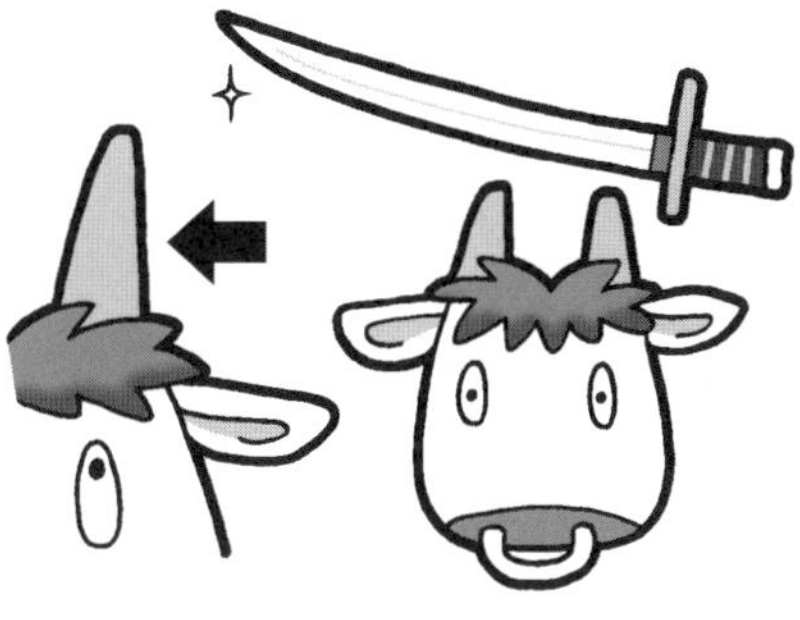

川島隆太教授から

知能指数と頭のよさは関係ありません。知能検査は脳のほんの一部分の働きだけを見ているにすぎないのです。

【解答は167ページ】

川島隆太教授から

意識して街を歩いてみるだけで、脳は刺激を受けます。ときには情報収集のつもりで出かけましょう。

43日目

月　日

開始　時　分　秒
終了　時　分　秒

所要時間　分　秒

——の漢字の読みと、□にあてはまる漢字を書きましょう。

① 高い<u>位</u>の人

② <u>発芽</u>する

③ 目が<u>覚</u>める

④ <u>悲願</u>の勝利

⑤ 万<u>国旗</u>

⑥ □□（み ち）の世界

⑦ □□（か こう）食品

⑧ □□□（しょう てん がい）

⑨ □□（かん しん）を持つ

⑩ □□（き てん）がきく

間違い探し

難易度 ★☆☆

次の文中に間違った漢字が1字ずつあります。上に間違った漢字を、下に正しい漢字を書きましょう。

× → ○

① 例を上げて説明する　□ → □

② 百科辞典で調べる　□ → □

③ 読書の大切さを協調する　□ → □

④ 大食い競走で一位になる　□ → □

【解答は167ページ】

44日目

月　日

開始
時　分　秒

終了
時　分　秒

所要時間
分　秒

漢字合わせ札

難易度 ★☆☆

2文字の熟語を、それぞれ6つに切ってバラバラにしました。元の熟語は何でしょう？

例題

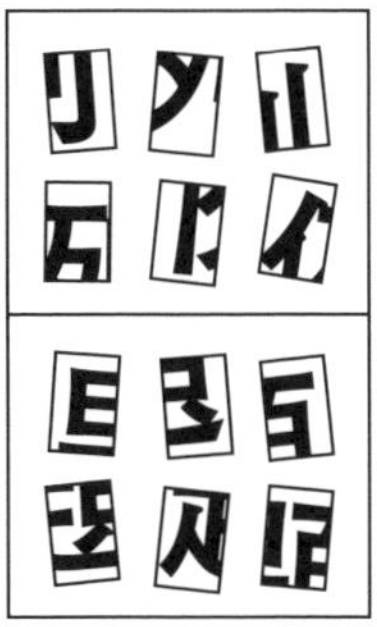

例題

答え　例　題

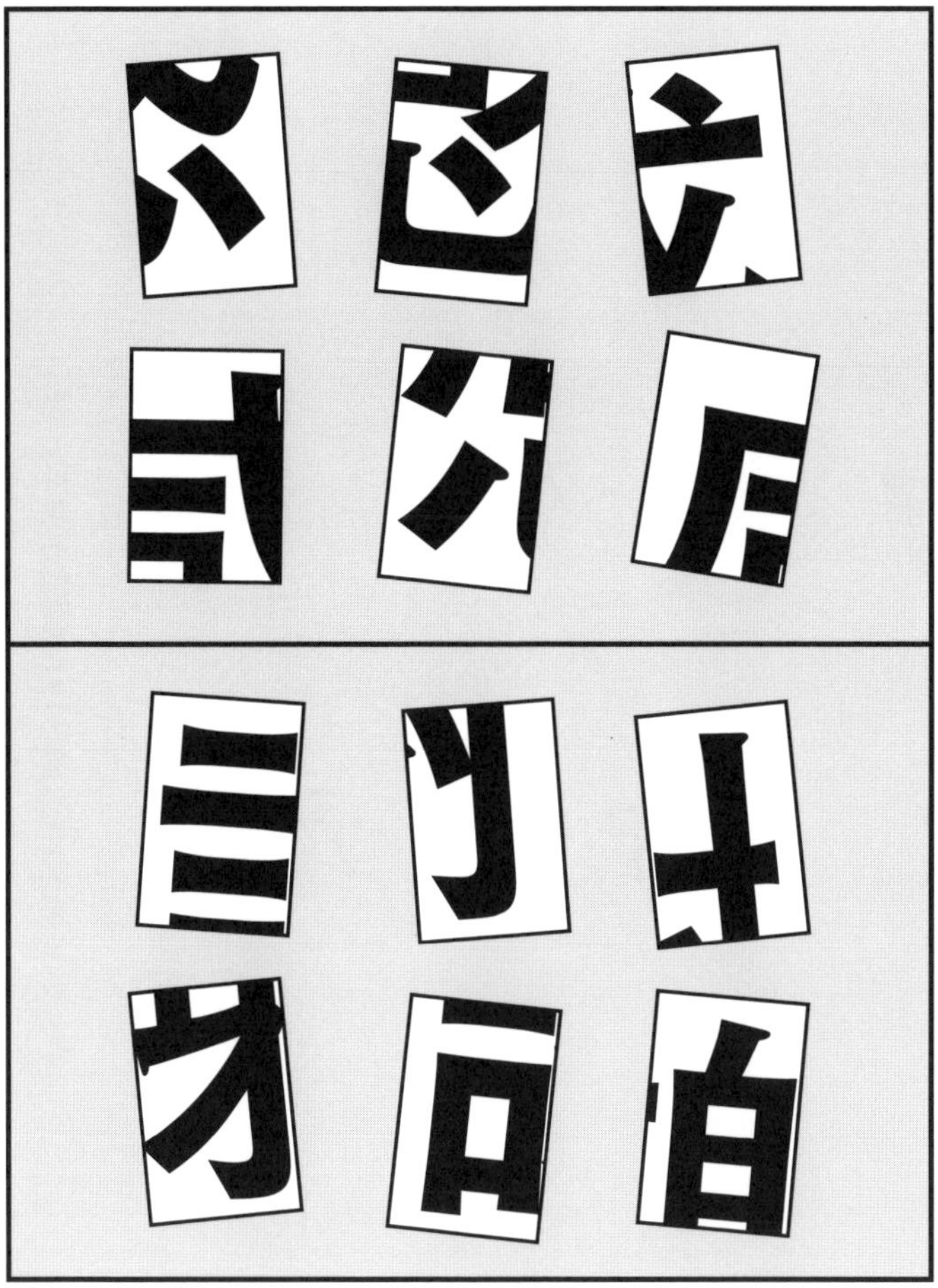

川島隆太教授から

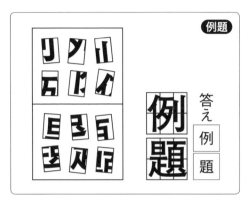

静かに自分を見つめる時間をもっていますか？　その日1日を反省することも脳にはよい刺激になります。

【解答は167ページ】

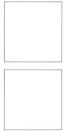

月　日

開始　時　分　秒

終了　時　分　秒

所要時間　分　秒

45日目

川島隆太教授から
いやだなと思いながら何かをすると、脳は活性化しません。

──の漢字の読みと、□にあてはまる漢字を書きましょう。

① 目方を量る
② 景気がいい
③ 駅に直結する
④ 好ましい
⑤ 新聞を刷る
⑥ □□（おおがた）テレビ
⑦ □□（けんこう）食品
⑧ 時を□（つ）げる
⑨ □（な）の花
⑩ 日本の□□（れきし）

同じ部首

難易度 ★☆☆

4つの□には同じ部首が入ります。あてはまる部首とその名前を書きましょう。

例題
□寺　□青　□月　□翟　日（ひへん）

□言　□則　□中　□云

□（　　　　）

【解答は167ページ】

46日目

月　日

開始　時　分　秒

終了　時　分　秒

所要時間　分　秒

漢字合わせ札

難易度 ★☆☆

2文字の熟語を、それぞれ6つに切ってバラバラにしました。元の熟語は何でしょう？

例題

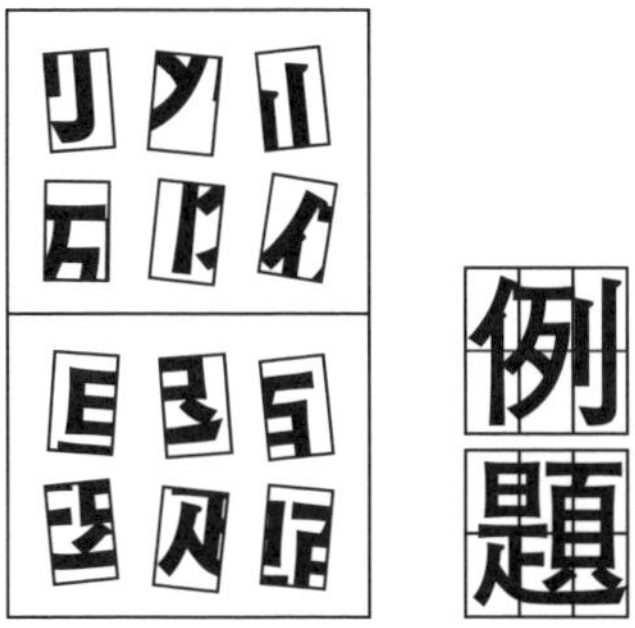

答え　例　題

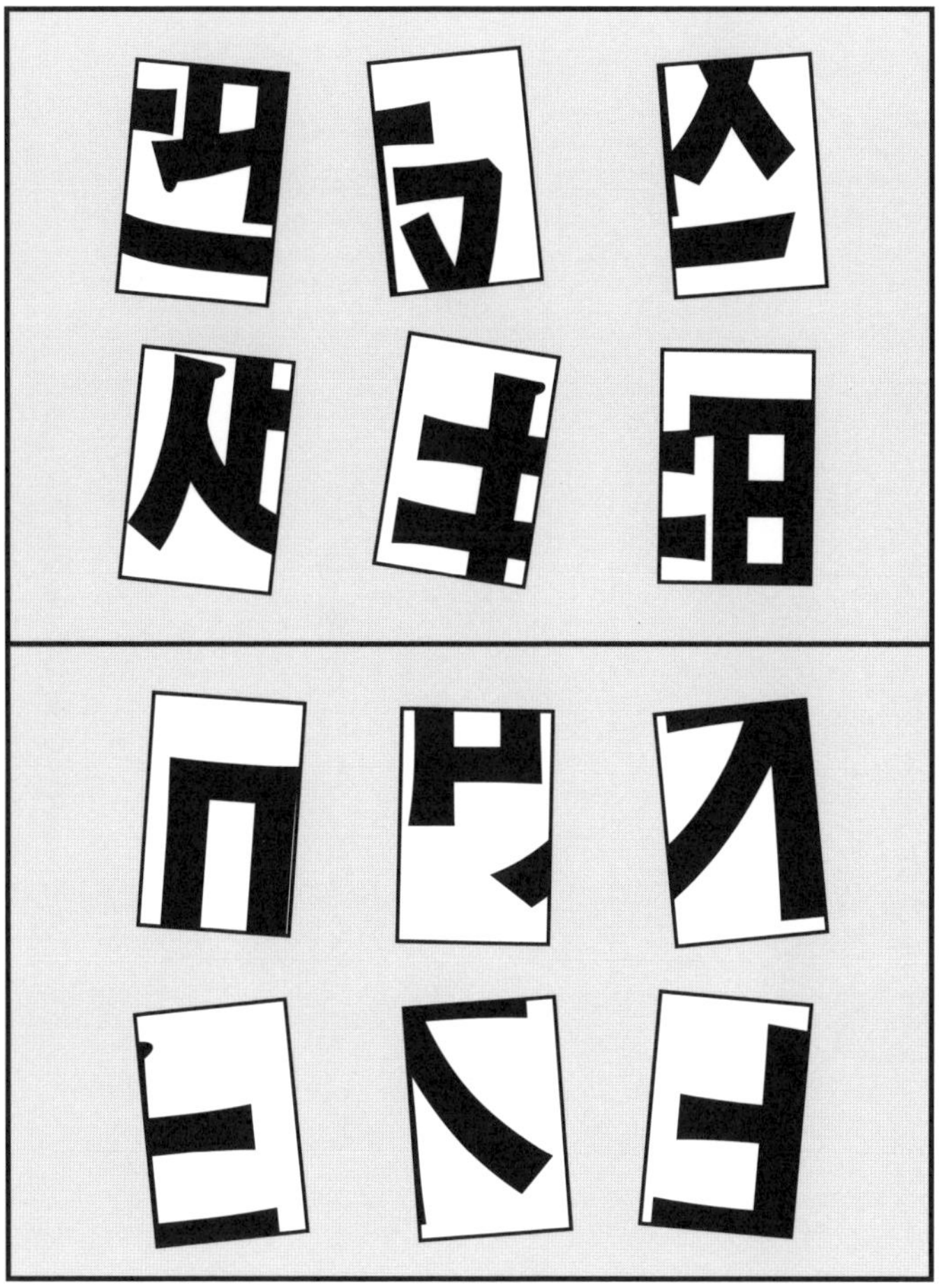

川島隆太教授から

何事も楽しみながら取り組むのが脳にはいいのです。

【解答は167ページ】

好きでやっていた趣味が義務になってしまうと、脳の活動は弱くなります。時間を忘れるくらい楽しんでやれる趣味がいちばん！

47日目

月　日

開始　時　分　秒

終了　時　分　秒

所要時間　分　秒

——の漢字の読みと、□にあてはまる漢字を書きましょう。

① 会長を**退**く

② 運動に**適**したくつ

③ 色を**統一**する

④ **任意**に選ぶ

⑤ **各地**に分布

⑥ □（こ）えた土地

⑦ □（ことわ）りの電話

⑧ しろを□（きず）く

⑨ □（てい）□（あん）する

⑩ 客を□（みちび）く

四字熟語

難易度 ★☆☆

次の意味に合う四字熟語を□に書き入れましょう。

① 田園でのんびりくらすこと

□（せい）□（こう）□（う）□（どく）

② ある行動をするときのもっともな理由のこと

□（たい）□（ぎ）□（めい）□（ぶん）

【解答は168ページ】

開始	所要時間
月　日	時　分　秒	
終了	
時　分　秒	分　秒

48日目

ミニクロ

難易度★☆☆

小さい漢字クロスワードです。
ヒントにあてはまる答えを漢字で書きましょう。

①

1	3
2	

ヨコの1　学芸会の劇で主役をやったら —— を ほめられちゃった

ヨコの2　絵画や音楽や詩など。「 —— はバクハツだ！」と言った人もいます

タテの1　落語やまんざいやコントなど

タテの3　エンジニアとは —— 者のことです

②

1	3
2	

ヨコの1　その人にしかない特色。—— 的な声の歌手

ヨコの2　人がら。—— 者は立派な人がらの人

タテの1　１人の人。—— メドレーは１人で バタフライ・背泳・平泳ぎ・自由形を泳ぎます

タテの3　おこりっぽいとかのんきとか。これを判断するうらないもあります

【解答は168ページ】

月　日

開始　時　分　秒

終了　時　分　秒

所要時間　分　秒

49日目

川島隆太教授から

女性も男性も身だしなみに気をつけることで脳の働きが活発になります。

――の漢字の読みと、□にあてはまる漢字を書きましょう。

① 万能選手
② 明日に備える
③ 米俵をかつぐ
④ 貧弱な体
⑤ 変化に富む
⑥ □□（こう ひょう）な映画
⑦ □□（たん ぺん）小説
⑧ 適温を□（たも）つ
⑨ □□□（べん ご し）
⑩ 事件を□（ほう）じる

反対の意味

難易度 ★☆☆

上にある語の反対の意味になる漢字を□に書きましょう。

① 往路 ⇕ □路
② 得をする ⇕ □をする
③ 貸し ⇕ □り
④ 敵 ⇕ □□

【解答は168ページ】

50日目

月　日

開始　時　分　秒

終了　時　分　秒

所要時間　分　秒

漢字合わせ札

難易度★☆☆

2文字の熟語を、それぞれ6つに切ってバラバラにしました。元の熟語は何でしょう？

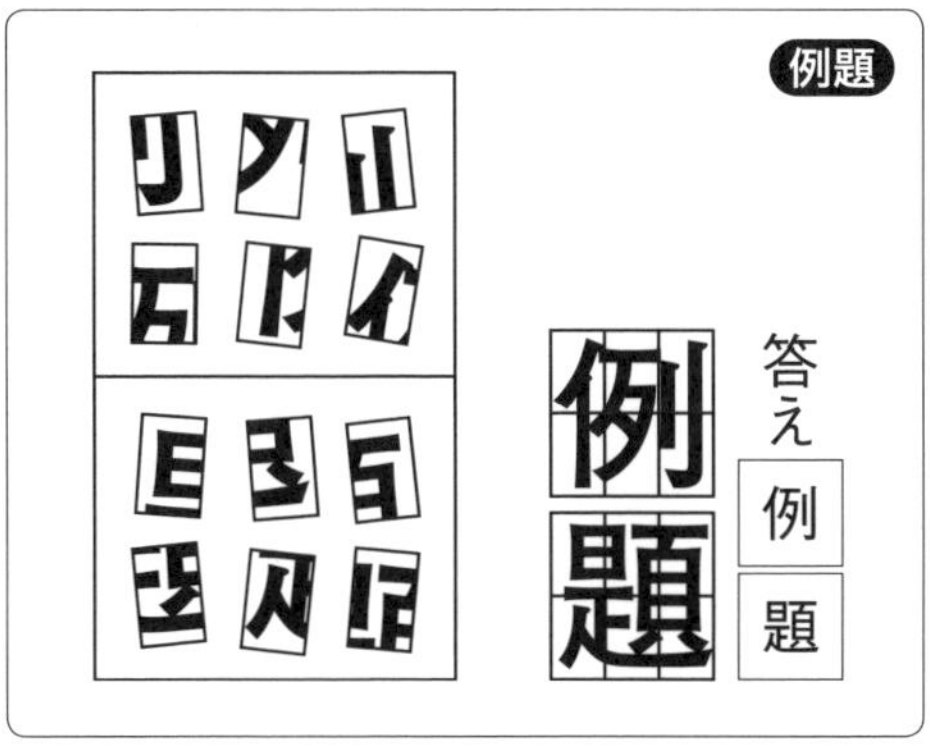

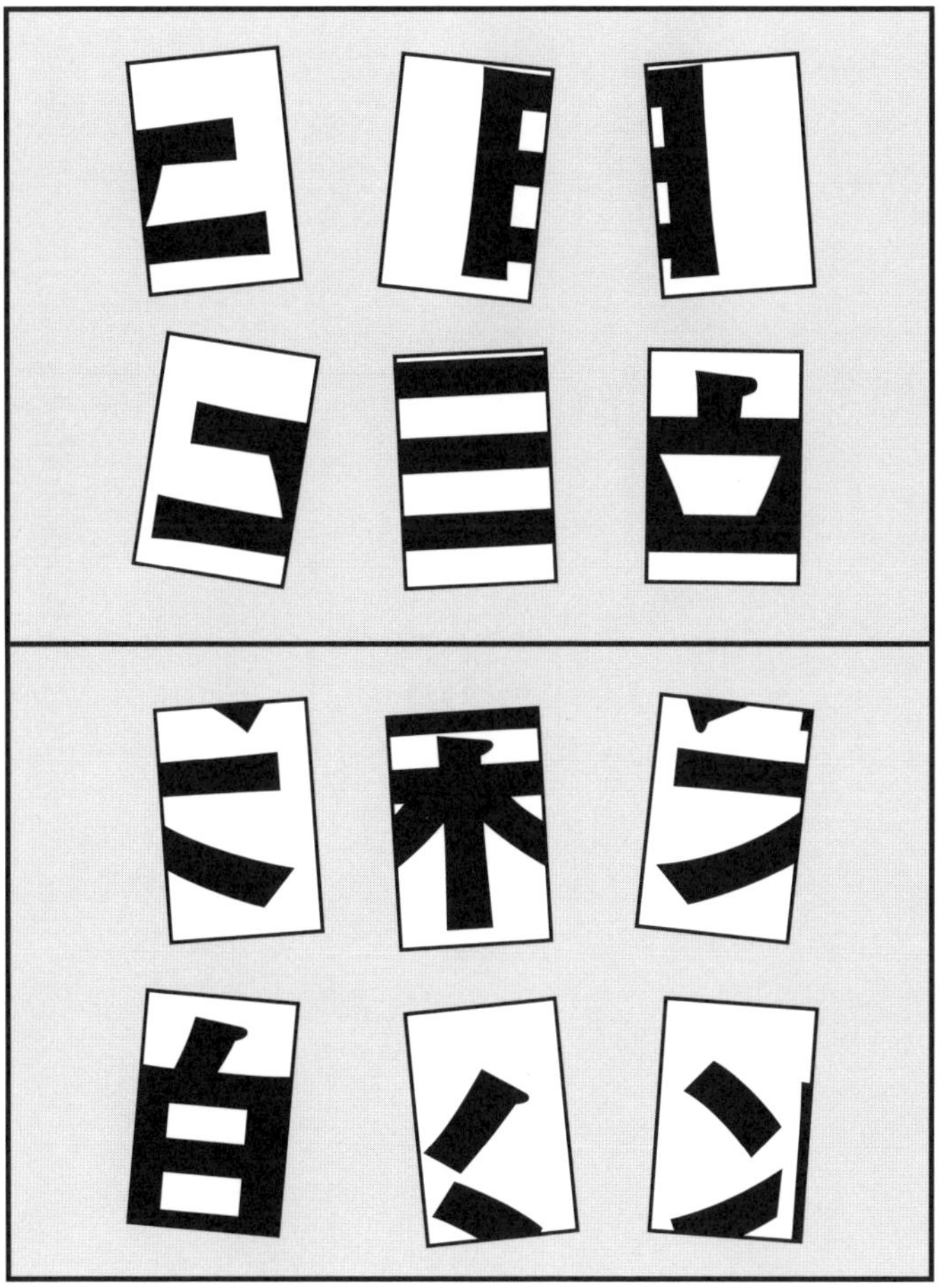

川島隆太教授から

50日間続けました！　これからも楽しみながら解いてくださいね。

【解答は168ページ】

月　日	開始　時　分　秒 / 終了　時　分　秒	所要時間　分　秒

51日目

川島隆太教授から

不思議なことに、簡単な読み・書き・計算はいやいややっても脳を活性化することがわかっています。

十字パズル

難易度★☆☆

真ん中の□に漢字を入れて、上下左右に4個、熟語ができるようにしましょう。

例題

登↓山↓上
裏→山→道

①

秀↓□↓話
散→□→材

②

指↓□↓章
家→□→所

書き順パズル

難易度★☆☆

漢字の書き順が左から右に書いてあります。それぞれ何の字でしょう？

例題

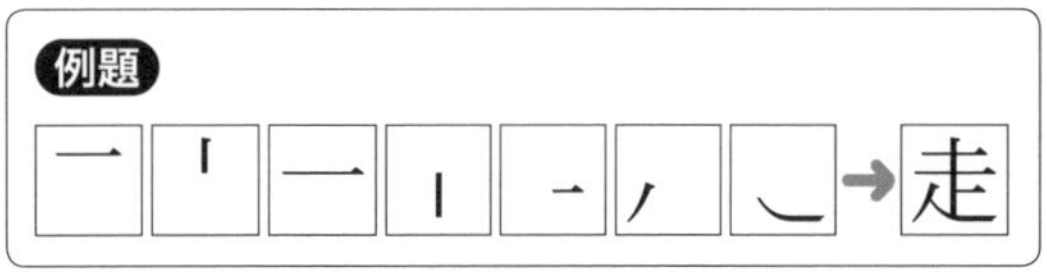

①

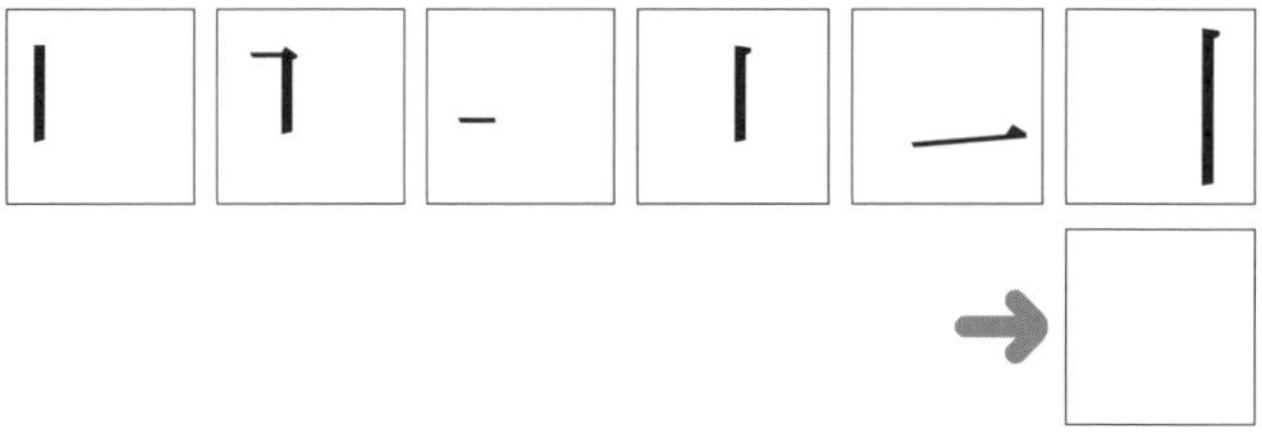

②

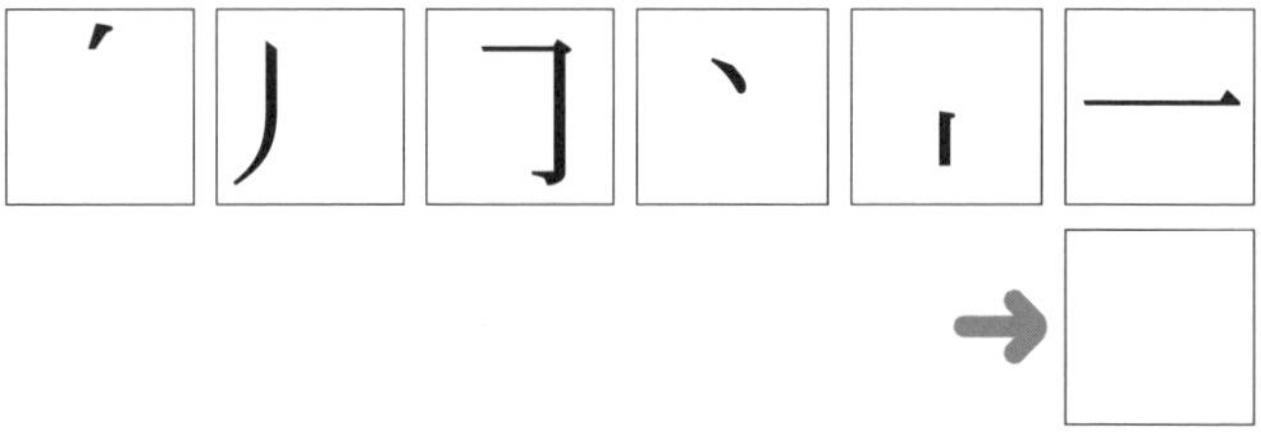

【解答は168ページ】

難しい計算問題を解いているとき、脳はほとんど働かないのです。

月　日	開始　時　分　秒 / 終了　時　分　秒	所要時間　分　秒

52日目

漢字しりとり迷路

難易度 ★☆☆

➡からスタートして、漢字を正しく読みながらしりとりで進み、右側のどれかに出てください。進む方向はタテかヨコのみです。「じ」で終わったら「じ・じゃ・じゅ・じょ」のどれにでも進めます。「しょ」で終わったら「よ」に進めますが、「し」や「しょ」には進めません。

進み方の例

※送りがなは読みません。

入→一→町→上

（はい）　（いち）　（ちょう）　（うえ）

	妻	迷	容	枝	団	➡ ①
	率	預	織	移	罪	➡ ②
➡	仮	河	勢	応	布	➡ ③
	略	綿	退	敵	禁	➡ ④
	久	貸	因	授	夢	➡ ⑤

【解答は168ページ】

月　日	開始　時　分　秒 終了　時　分　秒	所要時間　分　秒

53日目

川島隆太教授から

女性は本能的に脳を働かせるように生きています。男性は放っておくとどんどん脳を使わない方向にいくので要注意！

――の漢字の読みと、□にあてはまる漢字を書きましょう。

① 武者修行（武者に傍線）
② 逆上がりの練習（逆に傍線）
③ 森で迷う（迷に傍線）
④ 綿あめを買う（綿に傍線）
⑤ 商品を空輸する（空輸に傍線）
⑥ 事故を□（ふせ）ぐ
⑦ 自由□（ぼう）□（えき）
⑧ 真相を□（あば）く
⑨ □（む）□（ちゅう）で走る
⑩ 本を□（あず）かる

ことわざ

難易度★☆☆

次の意味に合う漢字を□に書き入れて、ことわざを完成させましょう。

① 止めることのできないはげしい勢いのこと
□□の勢い

② 目や心で楽しむことより、実際に役に立つものを大切にすること
花より□□

月　日

開始
時　分　秒

終了
時　分　秒

所要時間
分　秒

54日目

ミニクロ

難易度 ★☆☆

小さい漢字クロスワードです。
ヒントにあてはまる答えを漢字で書きましょう。

川島隆太教授から

インターネットやゲームなどで長時間集中してもあまり疲れないのは、前頭前野が働いていないからです。

①

1	3
2	

ヨコの1　しおがいちばん引いた状態

ヨコの2　川の枝分かれした部分

タテの1　2016年の —— の動物はさる

タテの3　時勢の動き、なりゆき

②

1	3
2	

ヨコの1　自分の両親や過去の偉人などを

ヨコの2　きびしく、念には念を入れて

タテの1　人間の——　——死

タテの3　うやまい大切にすること

【解答は169ページ】

55日目

月　日

開始　時　分　秒
終了　時　分　秒
所要時間　分　秒

川島隆太教授から
あやとりや知恵の輪など、指先の運動は脳のたくさんの部分を働かせます。

――の漢字の読みと、□にあてはまる漢字を書きましょう。

① 天然(――)記念物
② 話の筋(――)を通す
③ 余白(――)をうめる
④ 一切(――)知らない
⑤ 足場(――)を固める
⑥ □□(おもしろ)い本
⑦ □□(かいそく)電車
⑧ 夜が□(あ)ける
⑨ ドアを□(あ)ける
⑩ 席が□(あ)く

書き順パズル

難易度 ★☆☆

○の中に書き順を入れましょう。

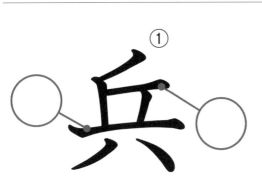

例題

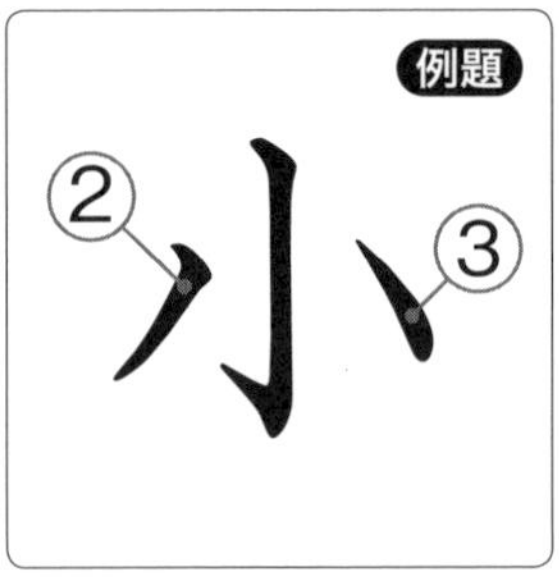

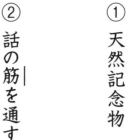

①

②

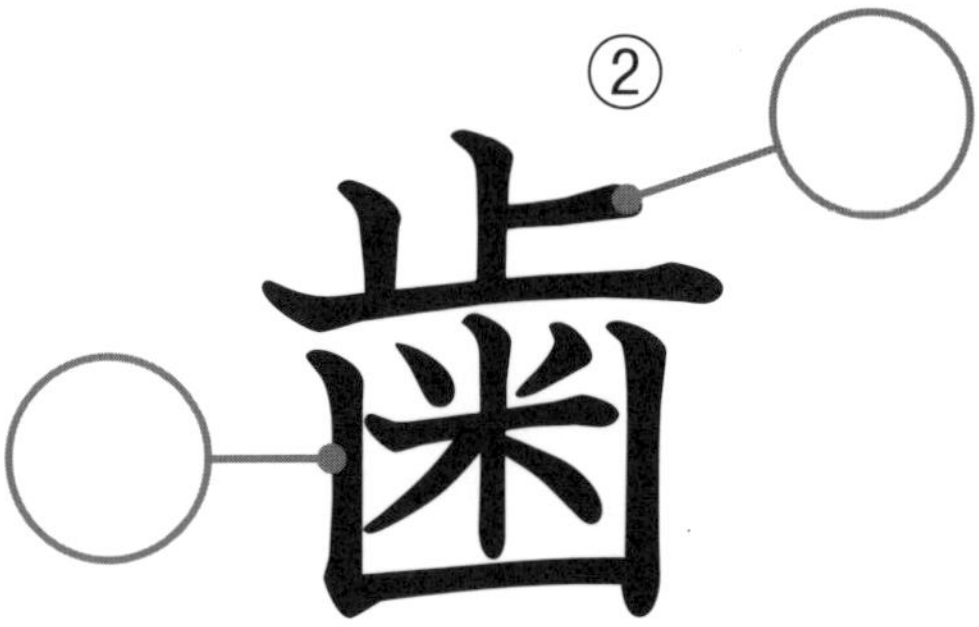

【解答は169ページ】

月　日

開始　時　分　秒

終了　時　分　秒

所要時間　分　秒

56日目

漢字合わせ札

2文字の熟語を、それぞれ6つに切ってバラバラにしました。元の熟語は何でしょう？

難易度 ★☆☆

例題

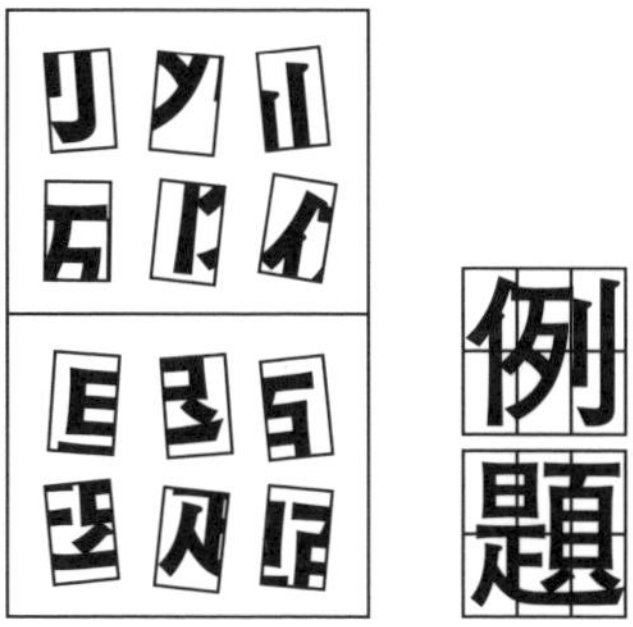

答え 例 題

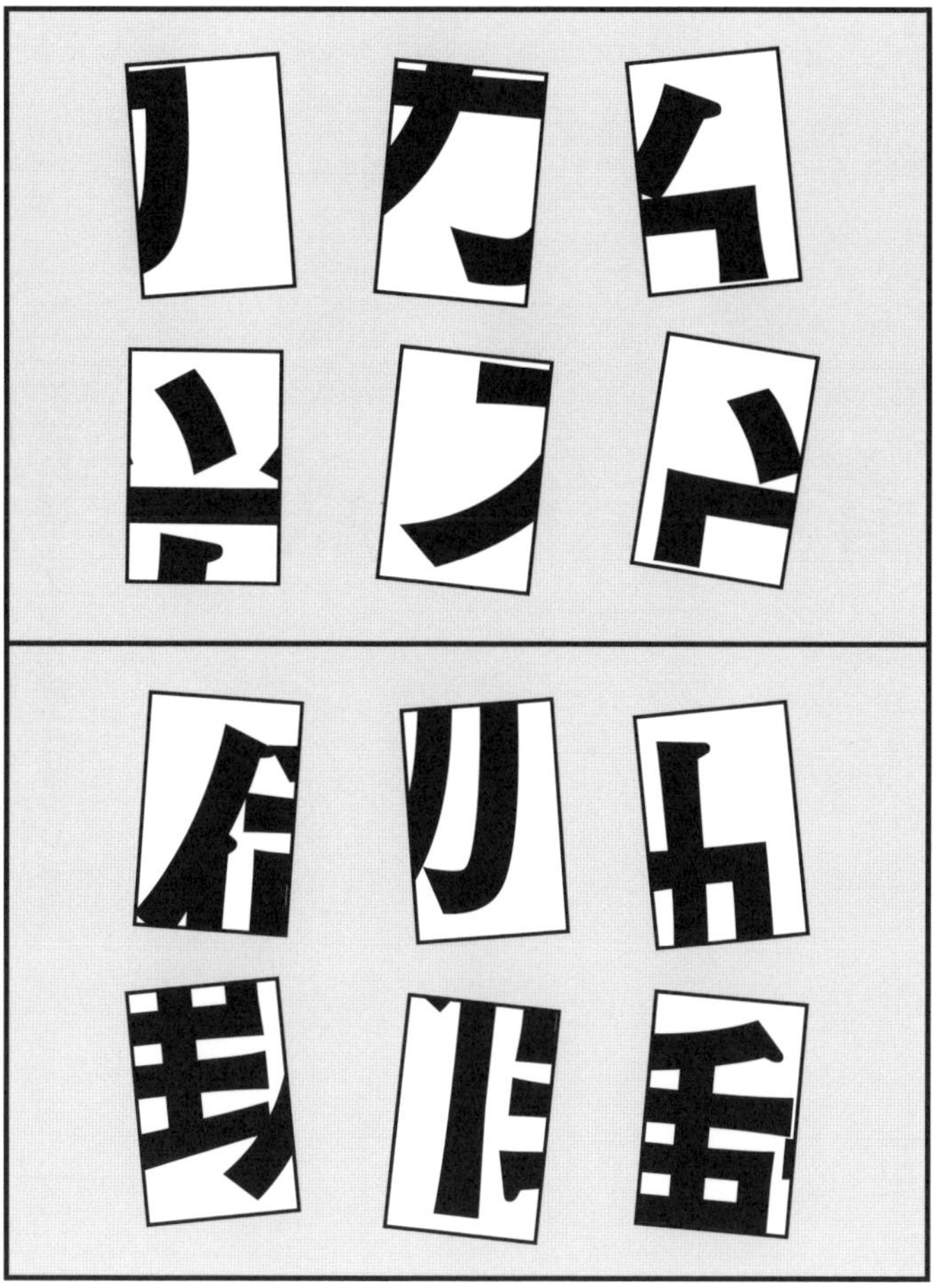

川島隆太教授から

けん玉や積み木、百人一首といった日本の伝統的な遊びは、どれも脳を活性化します。

【解答は169ページ】

川島隆太教授から

脳に元気がないとやる気はおこりません。そんなときは脳に刺激を与えてあげましょう。

57日目

月　日	開始　時　分　秒 / 終了　時　分　秒	所要時間　分　秒

——の漢字の読みと、□にあてはまる漢字を書きましょう。

① 奮発（傍線）して買う

② 無難（傍線）な色

③ 蚕（傍線）を育てる

④ 負荷（傍線）をかける

⑤ 貧弱（傍線）な体

⑥ □□（き・のう）が低下

⑦ □□□（ぶん・か・ざい）

⑧ □□（か・もつ）船

⑨ 自然の□□（ほう・そく）

⑩ 野球□□（せん・しゅ）

三字熟語

難易度 ★☆☆

四角の中の漢字を組み合わせて、三字熟語を2つ完成させましょう。

紅　二　青　才　一　点

□□□　□□□

【解答は169ページ】

58日目

月　日

開始　時　分　秒

終了　時　分　秒

所要時間　分　秒

川島隆太教授から
嫌いな人と会うとストレスになり、脳の働きが低下します。

漢字の式

難易度★★☆

漢字の部品を足したり引いたりしてできる2文字の熟語は何でしょう?

例題
女＋女＋市＋未＝姉妹

①心＋寸＋耳＋辰＝□□

②木＋宜＋支＋拉＋申－宰＝□□

熟語ライン

難易度★☆☆

散らばった漢字を直線で結んで①から⑤の熟語をつくります。どのカードも一度しか使えません。カード同士を結んだ線が他と交わらない熟語を漢字で書きましょう。

①トクテン
②トクシツ
③シダイ
④ジヒョウ
⑤ヒョウケツ

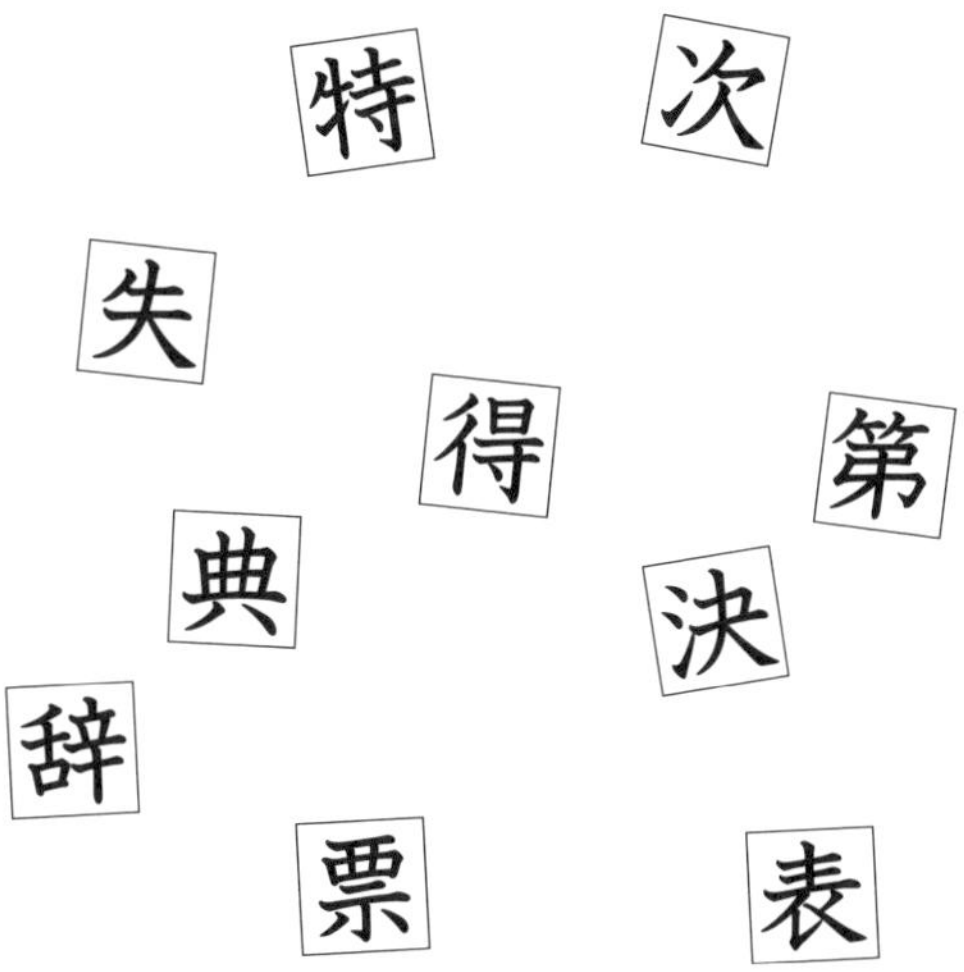

□
□

例題

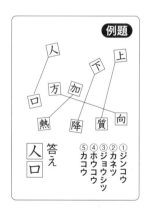

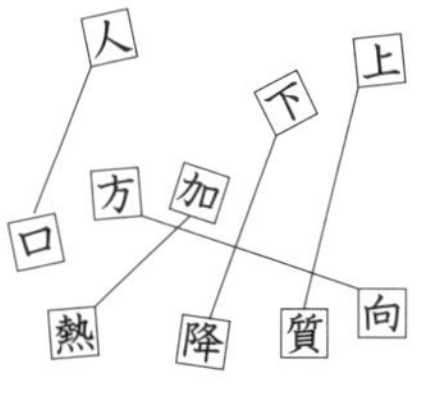

①ジンコウ
②カネツ
③ジョウシツ
④ホウコウ
⑤カコウ

答え 人口

【解答は169ページ】

月　日

開始　時　分　秒

終了　時　分　秒

所要時間　分　秒

川島隆太教授から

気心の知れた間柄でも「ありがとう」の言葉を忘れないようにしましょう。コミュニケーションの潤滑油になります。

―の漢字の読みと、□にあてはまる漢字を書きましょう。

① 言い訳をする（訳）

② 実験を試みる（試）

③ 速さを競う（競）

④ 忠実に再現（忠）

⑤ 護身術（護）

⑥ 卒業□□（しょう しょ）

⑦ □□□（せっ けい ず）

⑧ 人数の□□（ちょう せい）

⑨ 避難□□（くん れん）

⑩ □□（か がい）授業

漢字の式

難易度★☆☆

漢字の部品を足したり引いたりしてできる2文字の熟語は何でしょう？

例題
女＋女＋市＋未＝姉妹

① 木＋金＋失＋奉＝□□

② 貝＋各＋次＋木＝□□

【解答は169ページ】

60日目

月　日

開始　時　分　秒

終了　時　分　秒

所要時間　分　秒

川島隆太教授から

60日間よくがんばりました。もう、効果は実感できていますか？

漢字合わせ札

難易度 ★☆☆

2文字の熟語を、それぞれ6つに切ってバラバラにしました。元の熟語は何でしょう？

例題

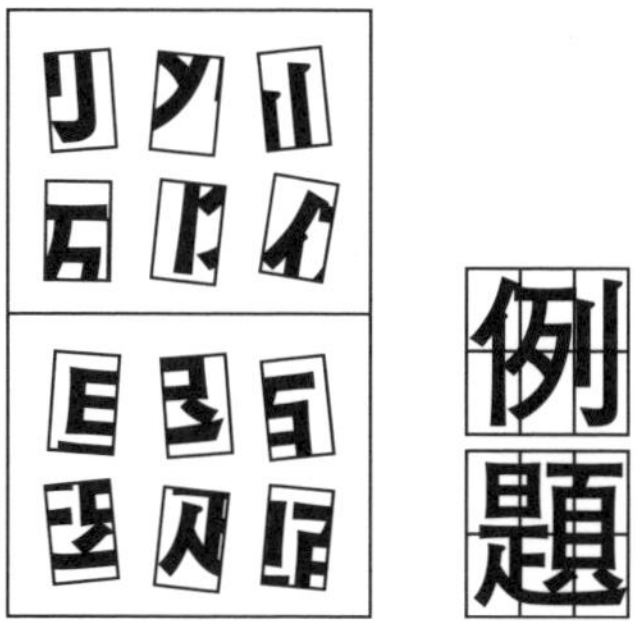

答え

例

題

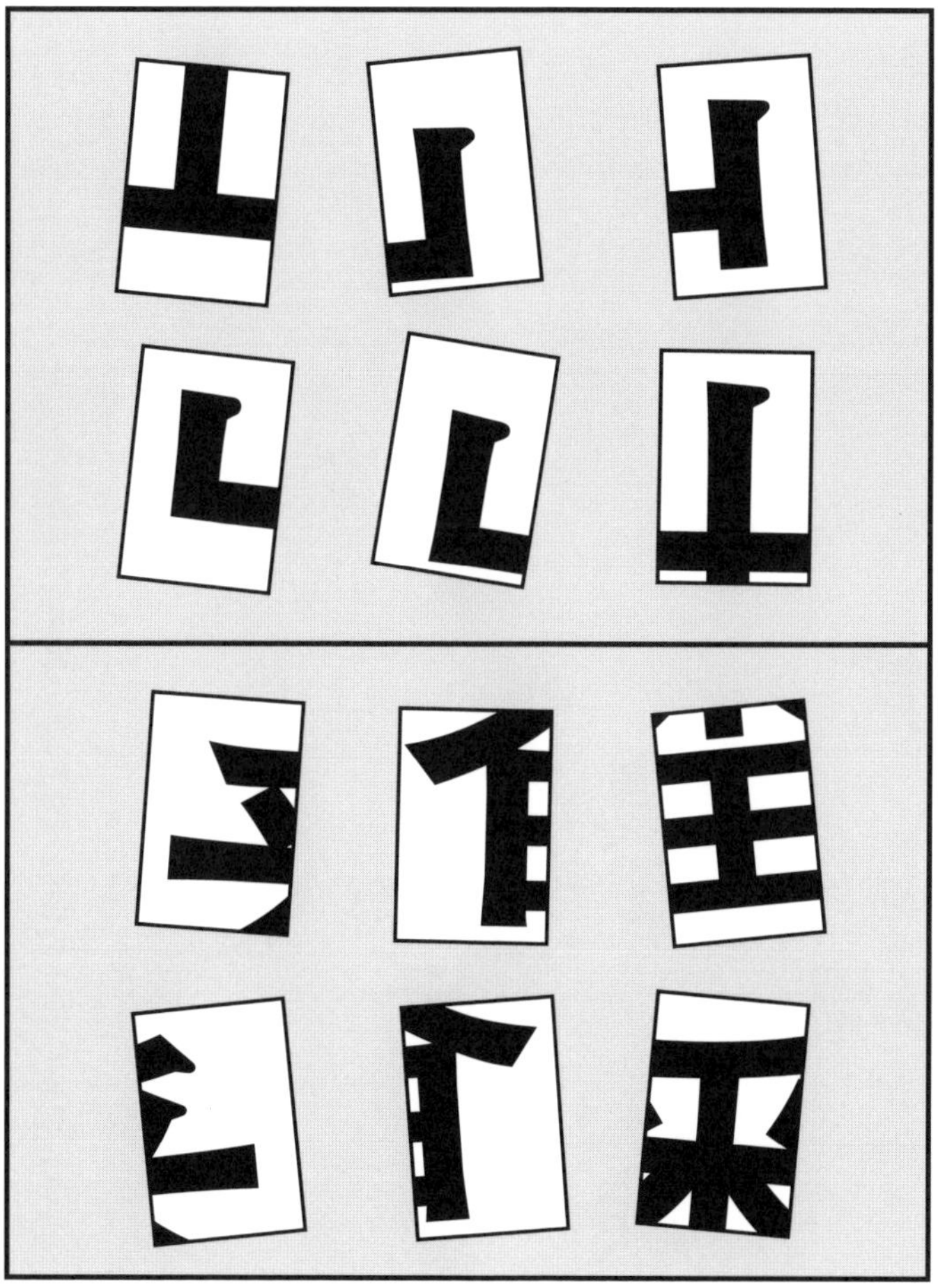

【解答は170ページ】

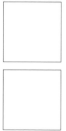

川島隆太教授から

脳のトレーニングは2カ月で明確な効果が出ることがわかっています。

61日目

月　日

開始　時　分　秒

終了　時　分　秒

所要時間　分　秒

――の漢字の読みと、□にあてはまる漢字を書きましょう。

① 下宿する

② 人員の点呼

③ 事件の当事者

④ 幼少のころ

⑤ 小手先の仕事

⑥ □（じょう）□（えい）時間

⑦ □（ぜい）□（り）□（し）

⑧ □（ろっ）□（ぽう）全書

⑨ □（せい）□（ほう）□（けい）

⑩ 授業□（さん）□（かん）

十字パズル

難易度 ★☆☆

真ん中の□に漢字を入れて、上下左右に4個、熟語ができるようにしましょう。

例題

登 ↓ 山 ↓ 上

裏 → 山 → 道

①

直 ↓ □ ↓ 想

予 → □ → 覚

②

真 ↓ □ ↓ 験

果 → □ → 行

【解答は170ページ】

62日目

月　日

開始
時　分　秒

終了
時　分　秒

所要時間
分　秒

静かな環境で取り組んでいますか？　耳せんを使うのもいいですよ。

この絵なんの字

難易度 ★☆☆

漢字を絵であらわしています。
それぞれの絵があらわす漢字を書きましょう。

例題

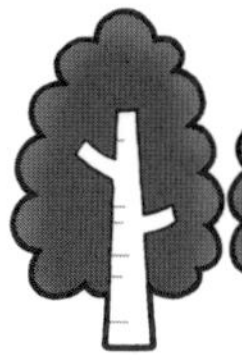

答え 林

①

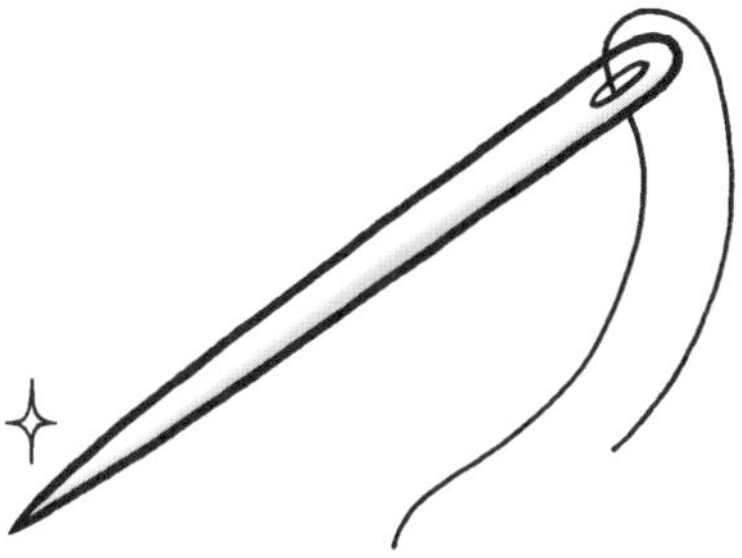

②

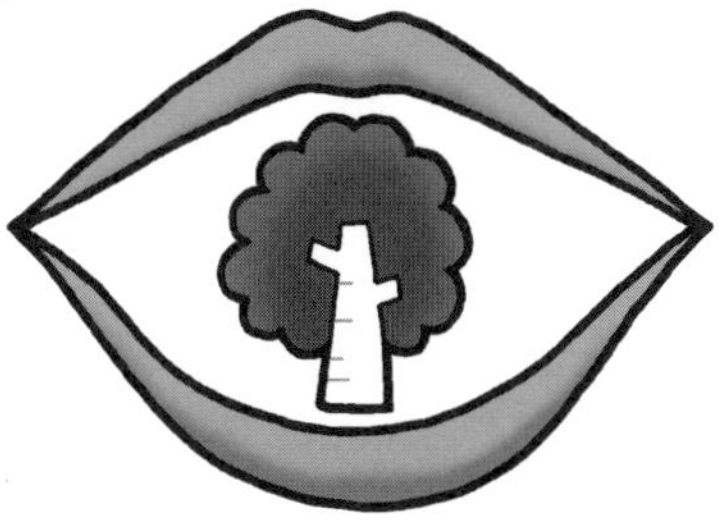

③

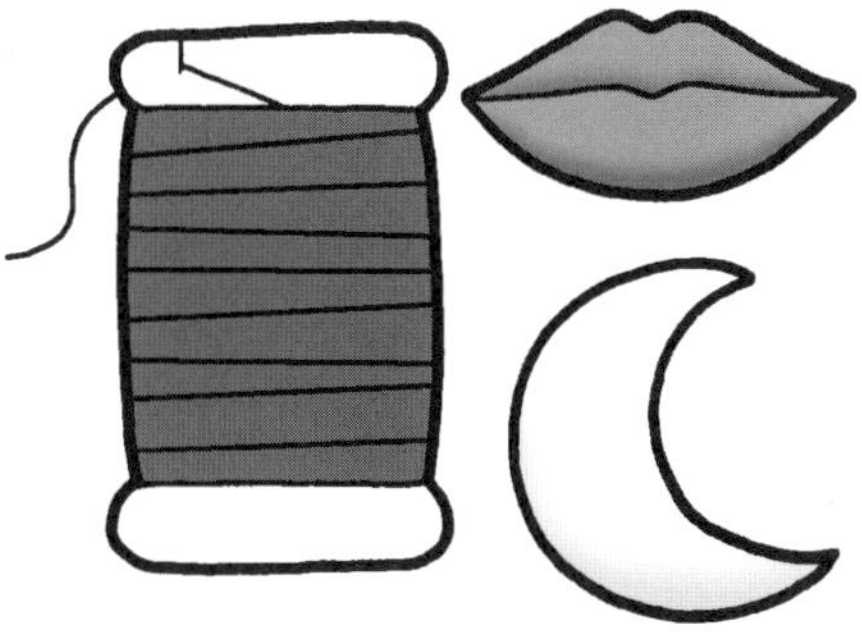

【解答は170ページ】

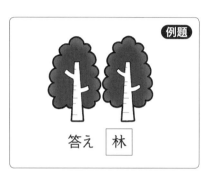

月　日	開始 時　分　秒 / 終了 時　分　秒	所要時間 分　秒

63日目

川島隆太教授から
すべてを覚えていることがよいこととは限りません。忘れることで新しい記憶が脳に効率よく収まり、前向きになれるのです。

反対の意味

難易度 ★☆☆

上にある語の反対の意味になる漢字を□に書きましょう。

① 大声 ↕ □声

② 売値 ↕ □値

③ 最新 ↕ 最□

④ 増加 ↕ □少

漢字の式

難易度 ★★☆

漢字の部品を足したり引いたりしてできる2文字の熟語は何でしょう？

例題
女＋女＋市＋未＝ 姉 妹

① 一＋旦＋人＋月＝□□

② 又＋心＋日＋方＋迫＋沼＋数－迷－昭＝□□

【解答は170ページ】

64日目

月　日

開始　時　分　秒

終了　時　分　秒

所要時間　分　秒

―の漢字の読みと、□にあてはまる漢字を書きましょう。

① 意見が異なる（異）

② 悪化する（悪化）

③ 秘密を暴く（暴）

④ 浮世絵（浮世絵）

⑤ 尊敬に値する（値）

⑥ □□工事（かい・しゅう）

⑦ □□□（えん・しん・りょく）

⑧ □□食品（れい・とう）

⑨ 街頭□□（えん・ぜつ）

⑩ 送り□□（が・な）

書き順パズル

難易度 ★☆☆

○の中に書き順を入れましょう。

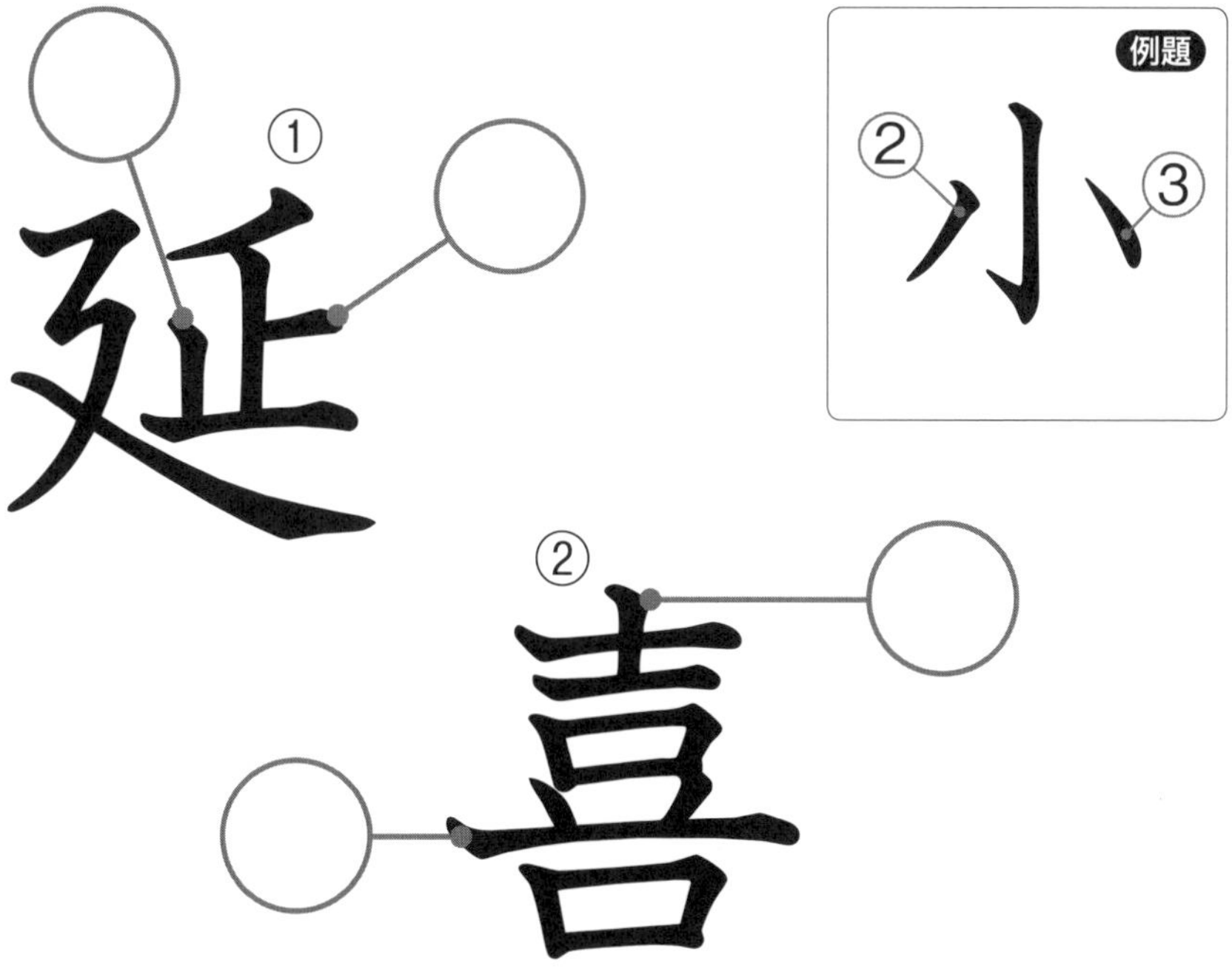

川島隆太教授から

新しく覚えたことがあったら、積極的に日常生活で使ってみましょう。

【解答は170ページ】

座っている人と話すときは自分も座るなど、目線を相手と同じ高さに合わせて話すことで、脳の働きが活発になります。

65日目

月　日

開始　時　分　秒
終了　時　分　秒
所要時間　分　秒

間違い探し
難易度★☆☆

次の文中に間違った漢字が1字ずつあります。上に間違った漢字を、下に正しい漢字を書きましょう。

① 病気が直る
② 羊の郡れ
③ 新記録が産まれた
④ 客を接対する

×　□　□　□　□
↓
○　□　□　□　□

同じ部首
難易度★☆☆

3つの□には同じ部首が入ります。あてはまる部首とその名前を書きましょう。

例題
□寺　□青　□月　日（ひへん）

□反　□毎　□易

□（　　　）

【解答は170ページ】

月　日

開始
時　分　秒

終了
時　分　秒

所要時間
分　秒

66日目

漢字シークワーズ

難易度 ★☆☆

ヒントにあてはまる熟語を全部探しましょう。熟語は↓↑→←↗↙↘↖の8方向のどれかでまっすぐ読めるように入っています。ヒントの最後についている数字は、漢字で書いたときの熟語の文字数です。

例題

公	義	歯
共	久	科
永	学	医

◇はえかわらない大人の歯③
◇社会一般。── 心②
◇「化」じゃないほうの「かがく」②
◇「いれば」とも言います②
◇男女いっしょに勉強します②
◇むしばを治してくれます③

答え

公	義	歯
共	久	科
永	学	医

星	衛	暴	消	貿
林	風	防	者	易
雨	士	護	弁	犯
圧	保	証	人	情
天	気	予	報	恩

◇「明日は晴れです」とか「雨が降るでしょう」とか④

◇火事を消してくれます③

◇地球の ── は月②

◇守ってくれる人。子どもは ── がいっしょじゃないと入れませんよ③

◇単位はヘクトパスカル。いっぱんてきに高 ── のときは天気がいいです②

◇風の害をふせぐために植えられています③

◇検事や ── になるには、司法試験に受からなければなりません③

◇助けてくれた人。あなたは命の ── です②

◇商品を輸出入します②

◇これはだいじょうぶ、とうけあう人③

◇ふせぎまもる。チャンピオンがタイトルを ── した②

◇なさけ。── みのあるやさしい人②

◇「 ── はお前だ！」と名探偵が指さす②

◇はげしく降ったり吹いたり③

◇現代は ── 化社会と言われています②

◇うらないをする人②

川島隆太教授から

日常でもっとも脳に影響があるのはストレスです。悪いストレスは脳の働きを弱めるので、なるべく取り払うことが大切です。

【解答は171ページ】

月　日

開始　時　分　秒
終了　時　分　秒
所要時間　分　秒

川島隆太教授から
脳は寝ている間に、その日あったことを復習しているようです。きちんと睡眠をとって、脳にしっかり復習させてあげましょう。

―の漢字の読みと、□にあてはまる漢字を書きましょう。

① <u>熟読</u>する
② 記念品の<u>授受</u>
③ <u>見聞</u>を広める
④ 時間の<u>厳守</u>
⑤ <u>完敗</u>する
⑥ □□（おう・ごん）時代
⑦ □□（む・めい）の作家
⑧ 切り□（す）てる
⑨ □□□（がい・こう・かん）
⑩ さるの□□（きょく・げい）

書き順パズル

難易度 ★☆☆

漢字の書き順が左から右に書いてあります。それぞれ何の字でしょう？

例題
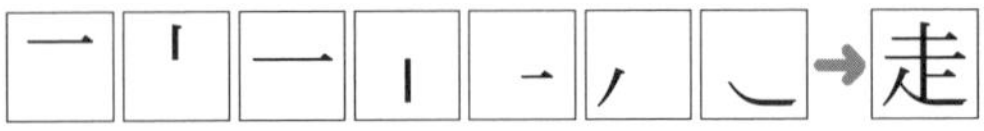

①
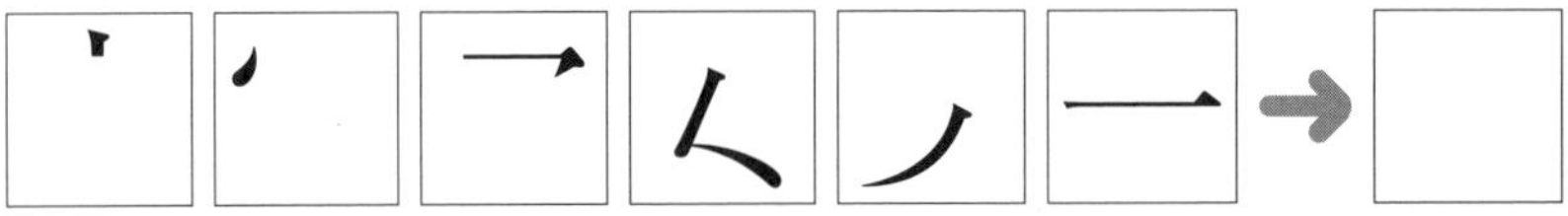

②
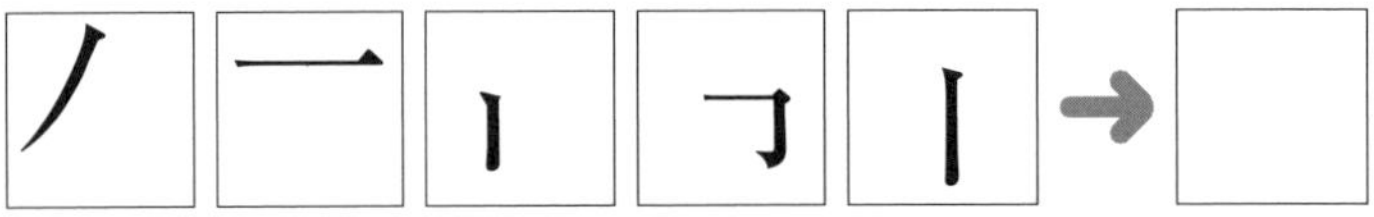

【解答は171ページ】

68日目

月　日

開始
時　分　秒

終了
時　分　秒

所要時間
分　秒

ウォーキングは脳をリフレッシュさせる効果があります。ときには自然の中を歩いてみては？

三字熟語

難易度★☆☆

四角の中の漢字を組み合わせて、三字熟語を2つ完成させましょう。

無　天　頂　量　有　感

□□□　□□□

同じ部首

難易度★☆☆

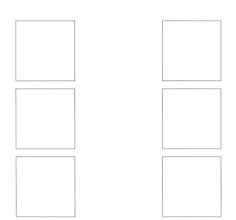

3つの□には同じ部首が入ります。あてはまる部首とその名前を書きましょう。

例題
□寺　□青　□月　日（ひへん）

□云　□圣　□侖

□（　　　）

【解答は171ページ】

69日目

川島隆太教授から

自転車で遠出するのもいいですよ。はじめての道を軽快に走り抜けると、脳がイキイキと働きます。

――の漢字の読みと、□にあてはまる漢字を書きましょう。

① 七変化（変化）
② 古希をむかえる（古希）
③ 鎌倉幕府（幕府）
④ 帳面に書く（帳面）
⑤ 乱雑な部屋（乱雑）

⑥ かけ□□（ぶとん）
⑦ □□（つうじょう）の業務
⑧ □□□（してい せき）
⑨ 酒気□（お）び運転
⑩ □□（めんみつ）な計画

漢字の式

難易度★★☆

漢字の部品を足したり引いたりしてできる2文字の熟語は何でしょう？

例題　女＋女＋市＋未＝姉妹

① 口＋丁＋ム＋火＝□□

② 糸＋言＋式＋東＝□□

【解答は171ページ】

月　日

開始
時　分　秒

終了
時　分　秒

所要時間
分　秒

70日目

漢字合わせ札

難易度 ★☆☆

2文字の熟語を、それぞれ6つに切ってバラバラにしました。元の熟語は何でしょう？

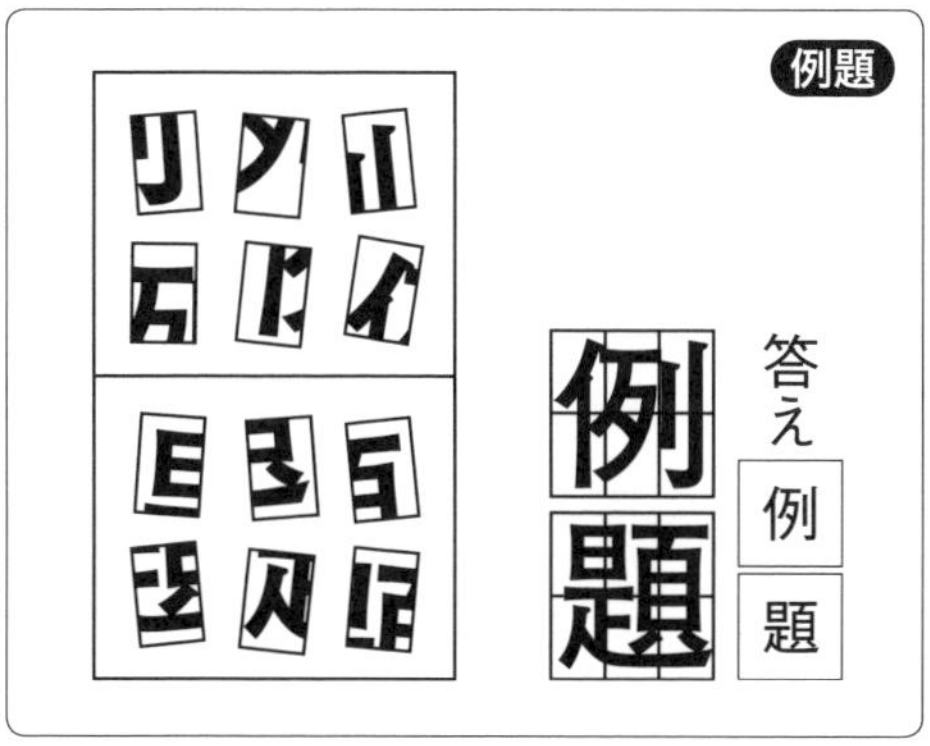

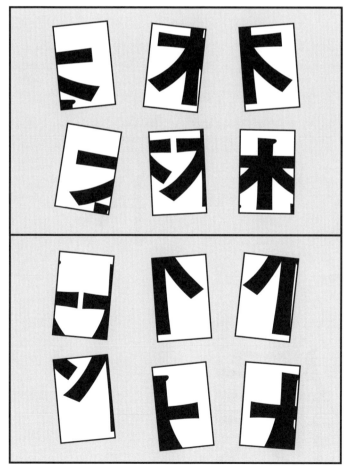

川島隆太教授から

旅行をすると、脳は元気になります。旅の計画も自分で立てれば、脳が活性化し、より楽しめますよ。

【解答は171ページ】

月　日

開始　時　分　秒
終了　時　分　秒
所要時間　分　秒

71日目

川島隆太教授から
行きたい場所の写真を見ながら旅行気分にひたるだけでも、脳は活性化します。

―の漢字の読みと、□にあてはまる漢字を書きましょう。

① 赤道をこえる
② 手形を切る
③ 素材を選ぶ
④ 陸橋をわたる
⑤ 生半可の知識
⑥ □（ぼう）□（えき）□（せん）
⑦ □（ひゃっ）□（か）事典
⑧ 土地の□（ばい）□（ばい）
⑨ 地下□（し）□（げん）
⑩ □（ざい）□（もく）を運ぶ

書き順パズル

難易度★☆☆

○の中に書き順を入れましょう。

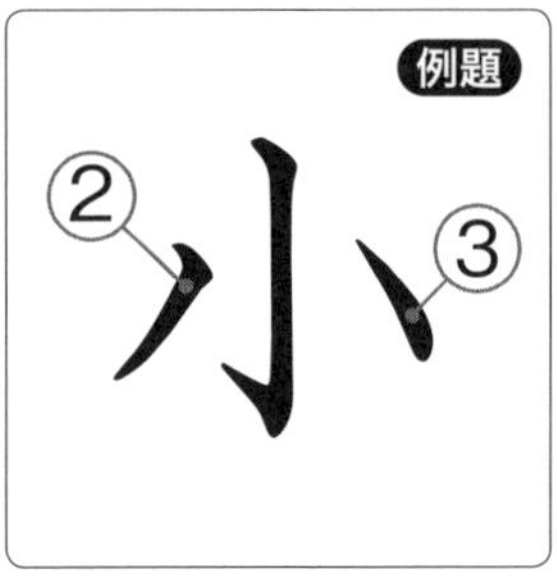

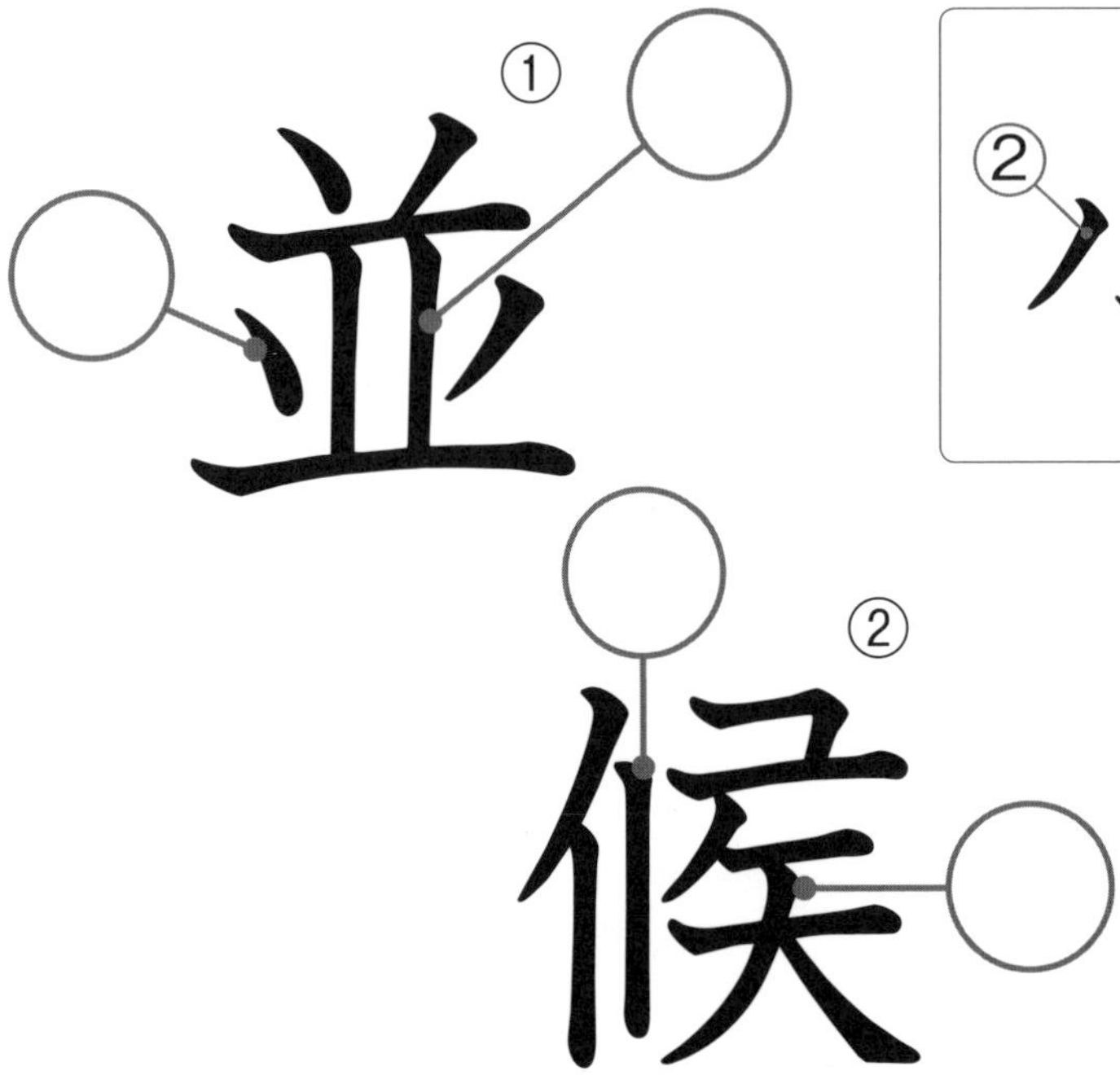

【解答は171ページ】

ピアノやバイオリンなどの楽器を弾くことは、脳を活性化するのに役立ちます。

月 日	開始 時 分 秒 / 終了 時 分 秒	所要時間 分 秒

72日目

漢字の式

難易度 ★★☆

漢字の部品を足したり引いたりしてできる2文字の熟語は何でしょう？

例題
女＋女＋市＋未＝姉妹

① 里＋竹＋王＋官＝□□

② 耳＋申＋口＋ネ＋王
＝□□

十字パズル

難易度 ★☆☆

真ん中の□に漢字を入れて、上下左右に4個、熟語ができるようにしましょう。

例題
登→山→上、裏→山→道

① 紅→□→鳥、空→□→星

② 停→□→車、祝→□→気

【解答は172ページ】

楽器を演奏するときは、慣れた曲より新しい曲にチャレンジするときのほうが、脳が活性化します。

73日目

月　日

開始　時　分　秒

終了　時　分　秒

所要時間　分　秒

間違い探し

難易度★☆☆

次の文中に間違った漢字が1字ずつあります。上に間違った漢字を、下に正しい漢字を書きましょう。

×　○

① 作詩家を目指す

□ ↓ □

② 親不幸な息子

□ ↓ □

③ 生き帰ったような気分

□ ↓ □

④ 未来の夢を作文に書く

□ ↓ □

熟語しりとり

難易度★☆☆

二字熟語のしりとりです。あてはまる漢字を□に書きましょう。

例題　先 → 生 → 活 → 動 → 力

① 交 → □ → 行 → □ → 学

② 時 → □ → 接 → □ → 所

【解答は172ページ】

月　日

開始　時　分　秒

終了　時　分　秒

所要時間　分　秒

74日目

――の漢字の読みと、□にあてはまる漢字を書きましょう。

① 細かい作業（「細」に傍線）

② 上着を羽織る（「羽織」に傍線）

③ 絵馬を納める（「絵馬」に傍線）

④ 組閣する（「組閣」に傍線）

⑤ 試合の続行（「続行」に傍線）

⑥ 栄養の□□（ほ・きゅう）

⑦ 国交の□□（だん・ぜつ）

⑧ □□□（ち・へい・せん）

⑨ □□委員（ふう・き）

⑩ □□を守る（でん・とう）

十字パズル

難易度 ★☆☆

真ん中の□に漢字を入れて、上下左右に4個、熟語ができるようにしましょう。

例題

	登	
裏 →	山	→ 道
	上	

（登→山、山→上）

①

	満	
正 →	□	→ 刊
	見	

（満→□、□→見）

②

	青	
新 →	□	→ 分
	巻	

（青→□、□→巻）

川島隆太教授から

同じことのくり返しは、脳を退屈させます。知らない街を歩いたり、初めての店に入ってみるといいですよ。

【解答は172ページ】

月　日

開始
時　分　秒
終了
時　分　秒

所要時間
分　秒

75日目

川島隆太教授から
同窓会や飲み会などの幹事を引き受けるのも脳に効果的。人を集めたり店を決めたりする行動が脳を活性化させます。

反対の意味

難易度★☆☆

上にある語の反対の意味になる漢字を□に書きましょう。

① 左折 ↕ □折

② 年始 ↕ 年□

③ 出荷 ↕ □荷

④ 重視 ↕ □視

漢字の式

難易度★★☆

漢字の部品を足したり引いたりしてできる2文字の熟語は何でしょう？

例題
女＋女＋市＋未＝姉妹

① 耳＋木＋王＋其＋口＝□□

② 土＋十＋臣＋口＋口＋又＝□□

【解答は172ページ】

76日目

月　日

開始　時　分　秒

終了　時　分　秒

所要時間　分　秒

川島隆太教授から

小さな成功体験を積み重ねると、やる気が出ます。達成しやすい目標から始めて、徐々にステップアップしていきましょう。

――の漢字の読みと、□にあてはまる漢字を書きましょう。

① 一挙に攻める

② 人望がある

③ 温度を保つ

④ 健やかに育つ

⑤ 首位に立つ

⑥ □(てい)□(き)□(あつ)

⑦ □(うたが)いを持つ

⑧ ラジオ□(たい)□(そう)

⑨ □(なか)□(なお)りする

⑩ □(じん)□(ぎ)をきる

書き順パズル

難易度★☆☆

漢字の書き順が左から右に書いてあります。それぞれ何の字でしょう？

例題

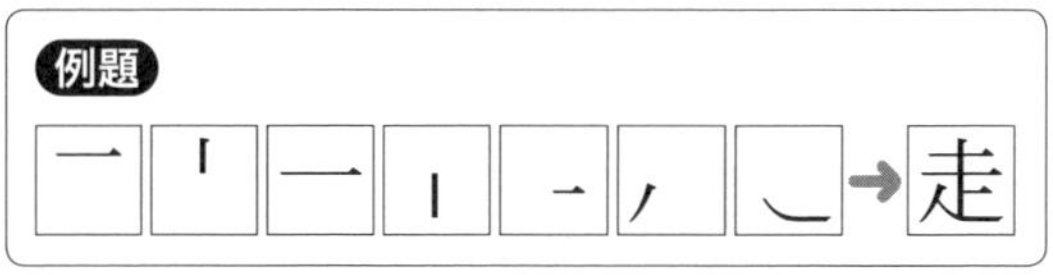

①

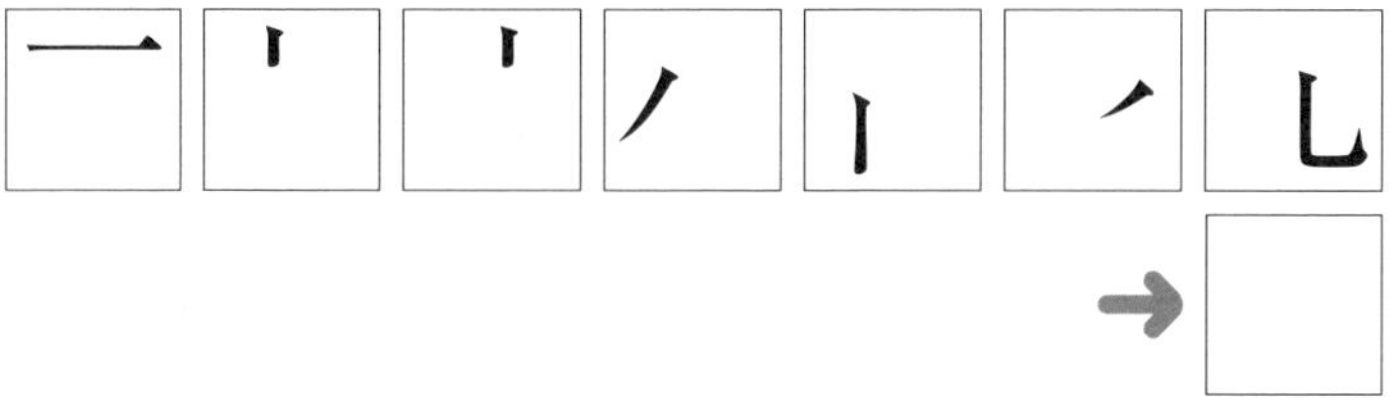

②

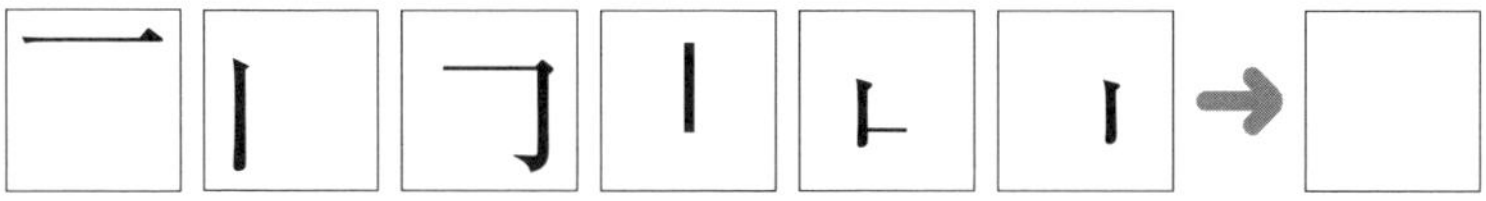

【解答は172ページ】

77日目

川島隆太教授から

眠っているときに見る夢が支離滅裂なのは、理性をつかさどる前頭前野が休んでいるからです。

漢字の式

難易度 ★☆☆

漢字の部品を足したり引いたりしてできる2文字の熟語は何でしょう？

例題
女＋女＋市＋未＝姉妹

① 言＋心＋成＋中＝□□

② 牛＋合＋角＋竹＋刀＝□□

十字パズル

難易度 ★☆☆

真ん中の□に漢字を入れて、上下左右に4個、熟語ができるようにしましょう。

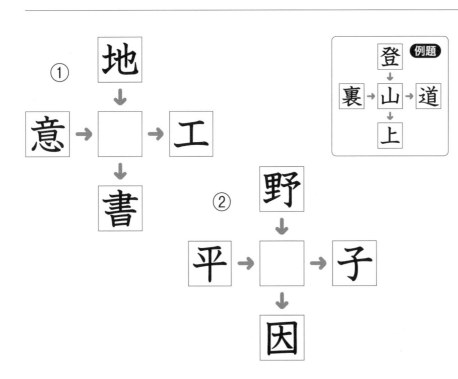

例題
登
↓
裏→山→道
↓
上

①
地
↓
意→□→工
↓
書

②
野
↓
平→□→子
↓
因

【解答は172ページ】

月　日

開始
時　分　秒

終了
時　分　秒

所要時間
分　秒

78日目

漢字合わせ札

2文字の熟語を、それぞれ6つに切ってバラバラにしました。元の熟語は何でしょう？

難易度 ★☆☆

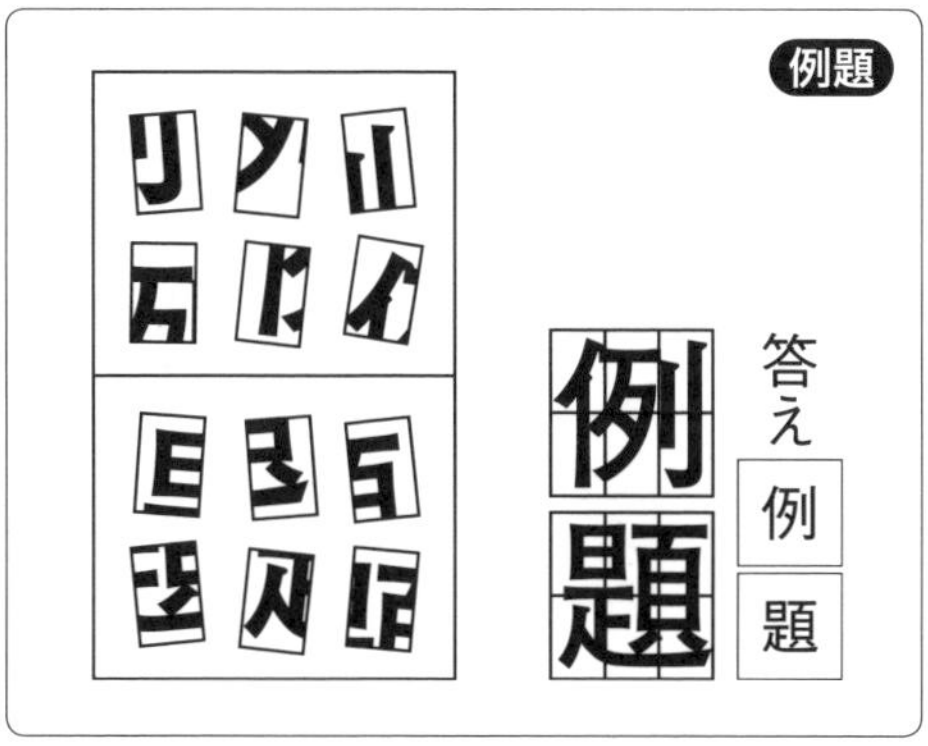

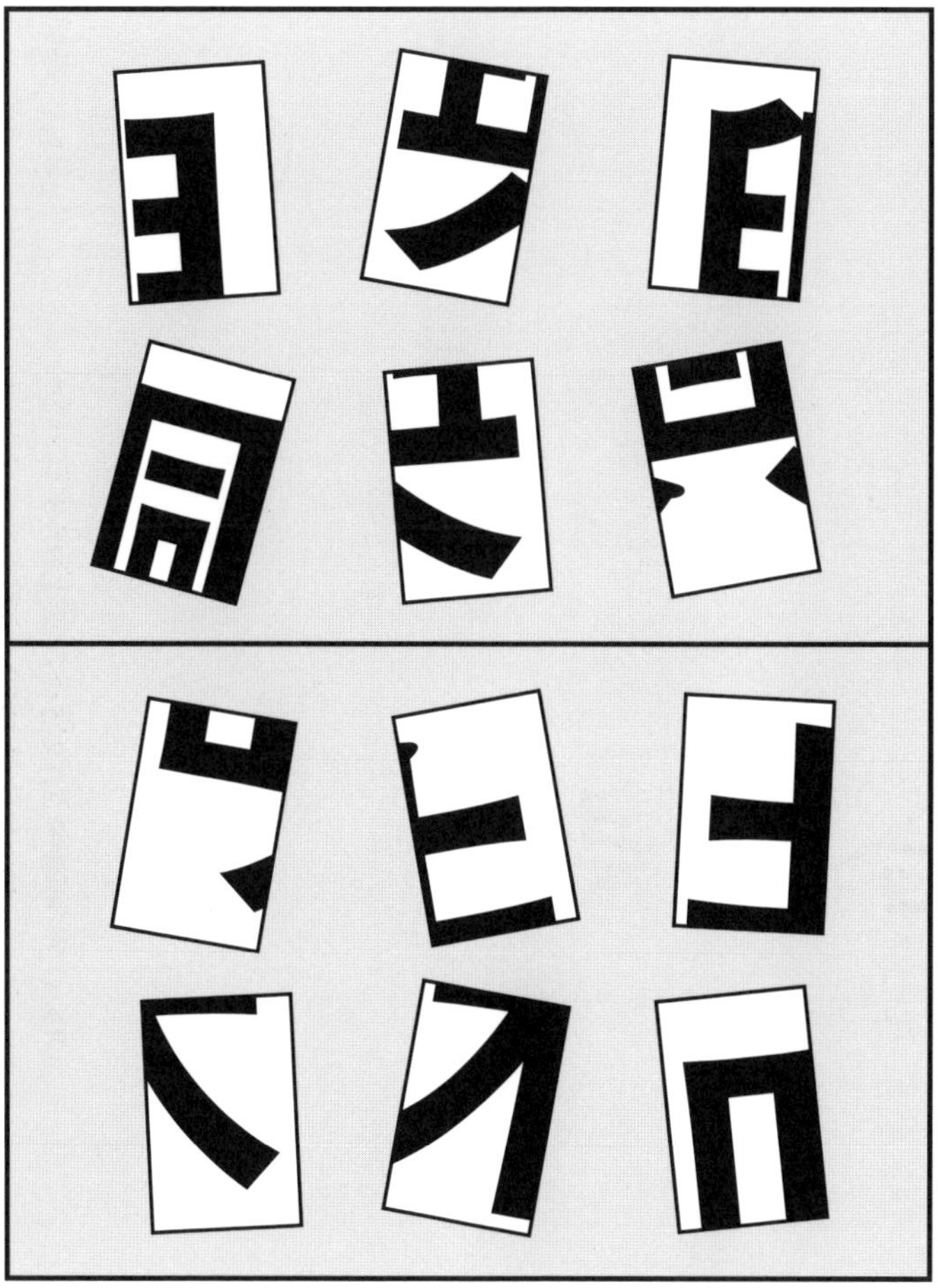

川島隆太教授から

散歩や帰宅のルートを変えてみましょう。見慣れない景色を目にしながら歩くと、脳がウキウキしてきます。

【解答は173ページ】

月　日
開始
時　分　秒
終了
時　分　秒
所要時間
分　秒

79日目

川島隆太教授から
恋は脳をイキイキさせます。相手の気持ちを考える努力をしたり、魅力的になろうと努力するからです。

間違い探し

難易度★☆☆
次の文中に間違った漢字が1字ずつあります。上に間違った漢字を、下に正しい漢字を書きましょう。

①朝起きるのが速い
②先進国主脳会議
③仲間と相言葉をつくる
④器会を設ける

×
○

同じ部首

難易度★☆☆
3つの□には同じ部首が入ります。あてはまる部首とその名前を書きましょう。

例題
□寺　□青　□月　日（ひへん）

昇　合　寺

□（　　　）

【解答は173ページ】

川島隆太教授から

80日たちましたね。このペースで続けていきましょう。

月　日

開始　時　分　秒

終了　時　分　秒

所要時間　分　秒

80日目

——の漢字の読みと、□にあてはまる漢字を書きましょう。

① 公園<u>付近</u>を歩く

② <u>救</u>い出す

③ <u>傷</u>んだ野菜

④ <u>何気</u>ない一言

⑤ <u>仏頂面</u>をする

⑥ □(しょう)□(らい)の夢

⑦ □(さい)□(よう)試験

⑧ 陸上□(きょう)□(ぎ)

⑨ □(だ)□(りつ)3割

⑩ □(みん)□(げい)□(ひん)

書き順パズル

難易度★☆☆

○の中に書き順を入れましょう。

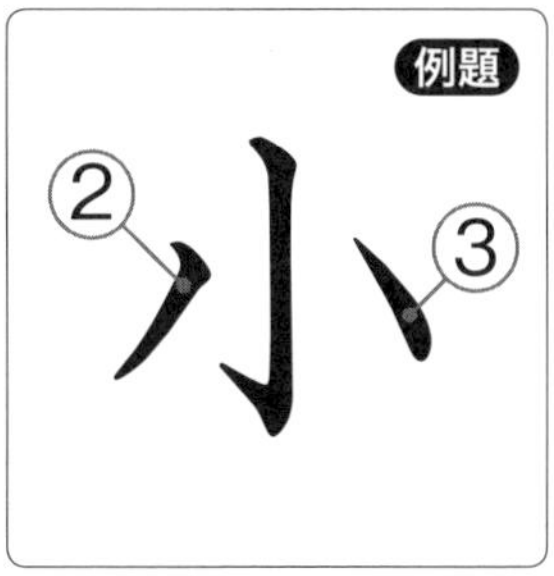

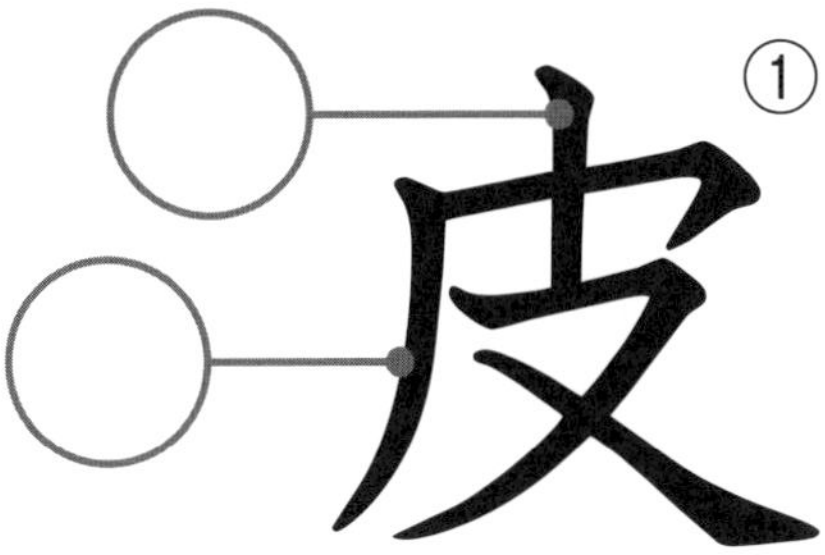

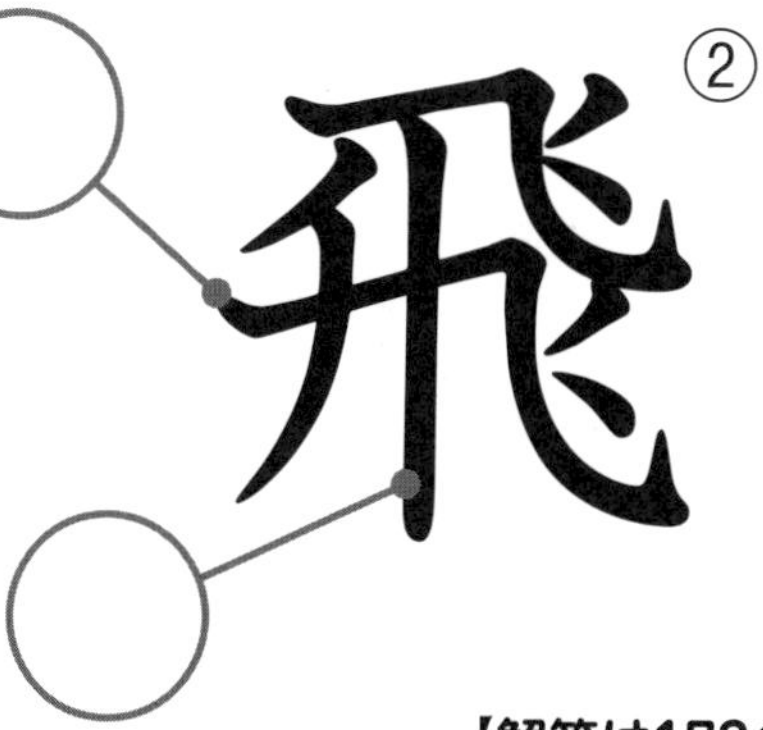

【解答は173ページ】

月　日

開始　時　分　秒

終了　時　分　秒

所要時間　分　秒

81日目

川島隆太教授から

ど忘れしてしまったことをがんばって思い出すように習慣づけることで、記憶を呼びさましやすくなります。

漢字合わせ札

難易度★☆☆

2文字の熟語を、それぞれ6つに切ってバラバラにしました。元の熟語は何でしょう？

例題

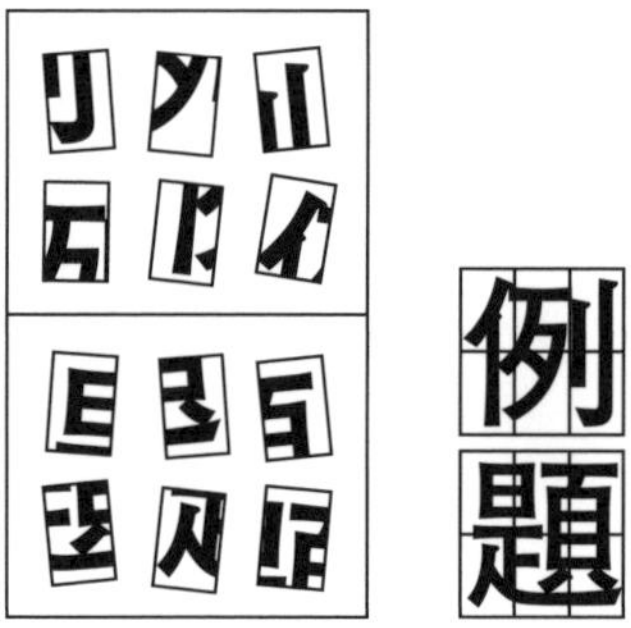

答え　例　題

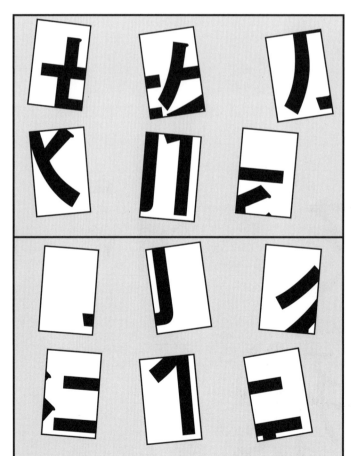

【解答は173ページ】

月　日

開始　時　分　秒
終了　時　分　秒

所要時間　分　秒

82日目

間違い探し

難易度★☆☆

次の文中に間違った漢字が1字ずつあります。上に間違った漢字を、下に正しい漢字を書きましょう。

① 自動車部品を制作する
② 務めて元気にふるまう
③ 国語の問題に回答する
④ 草野球の同士をつのる

	①	②	③	④
×				
○				

漢字の式

難易度★★☆

漢字の部品を足したり引いたりしてできる2文字の熟語は何でしょう？

例題
女＋女＋市＋未＝姉妹

① 泣＋思＋日＋主－田＝□□

② 新＋休＋主＋戸－立－林＝□□

【解答は173ページ】

月 日	開始 時 分 秒 / 終了 時 分 秒	所要時間 分 秒

83日目

川島隆太教授から
人の成功物語を読んだり聞いたりすると、前頭前野が刺激を受けてやる気が出てきます。

——の漢字の読みと、□にあてはまる漢字を書きましょう。

① 2つを対比する（——対比）
② 王侯貴族（——王侯）
③ すもうの行司（——行司）
④ すしが好物（——好物）
⑤ 安易な行動（——安易）
⑥ 村の□□（ちょう・ろう）
⑦ □□□（おや・ふ・こう）
⑧ □□（い・よく）がわく
⑨ 関係者□□（い・がい）
⑩ □□（い・がい）な展開

書き順パズル

難易度 ★☆☆

漢字の書き順が左から右に書いてあります。それぞれ何の字でしょう？

例題
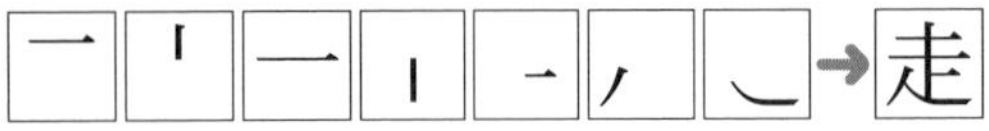

①
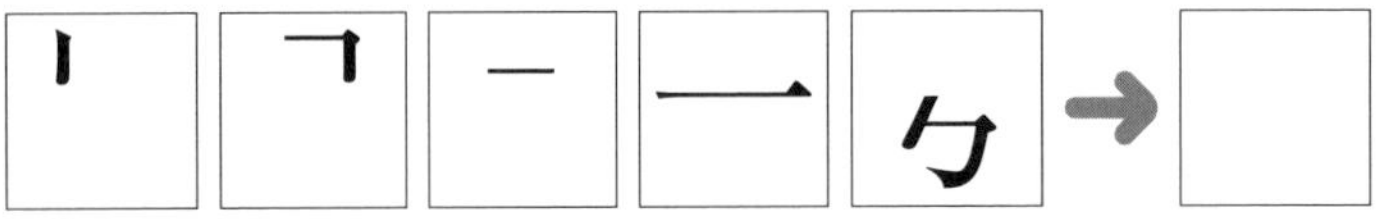

②
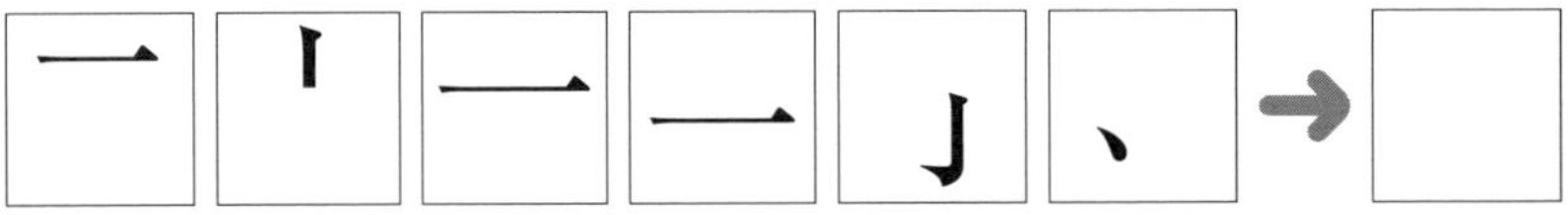

【解答は173ページ】

食事はバランスよくとっていますか？　偏食すると栄養がかたより、脳にもよくありませんよ。

月　日

開始　時　分　秒

終了　時　分　秒

所要時間　分　秒

84日目

漢字の式

難易度 ★☆☆

漢字の部品を足したり引いたりしてできる2文字の熟語は何でしょう？

例題
女＋女＋市＋未＝姉妹

① 力＋力＋女＋又＝□□

② 人＋里＋日＋一＋一＝□□

十字パズル

難易度 ★☆☆

真ん中の□に漢字を入れて、上下左右に4個、熟語ができるようにしましょう。

例題
登→山、裏→山→道、山→上

① 親→□、悪→□→達、□→情

② 照→□、証→□→確、□→暗

【解答は174ページ】

月　日	開始 時　分　秒 終了 時　分　秒	所要時間 分　秒

85日目

川島隆太教授から

仕事や勉強はもちろん家事や料理も、重要なものから優先順位をつけてメモしておくといいですよ。

間違い探し

難易度 ★☆☆

次の文中に間違った漢字が1字ずつあります。上に間違った漢字を、下に正しい漢字を書きましょう。

×
○

① 仕事の合棒

② 往復運賃できっぷを買う

③ 案の条、断られた

④ 機械体操の選手

熟語しりとり

難易度 ★☆☆

二字熟語のしりとりです。あてはまる漢字を□に書きましょう。

例題　先→生→活→動→力

① 記→□→音→□→器

② 晴→□→気→□→度

【解答は174ページ】

86日目

月　日

開始　時　分　秒

終了　時　分　秒

所要時間　分　秒

川島隆太教授から

人の話を聞くと、視覚をつかさどる部分も働きます。話を聞きながらその情景をイメージするからです。

――の漢字の読みと、□にあてはまる漢字を書きましょう。

① 選手の<u>勇姿</u>

② <u>母屋</u>に住む

③ <u>姉妹</u>都市

④ <u>妻子</u>を養う

⑤ 預金の<u>利子</u>

⑥ 映画の□□（じ・まく）

⑦ □□□（りゅう・がく・せい）

⑧ 家康の□□（し・そん）

⑨ □□（よう・りょう）がいい

⑩ 馬の□□（し・いく）

書き順パズル

難易度 ★☆☆

○の中に書き順を入れましょう。

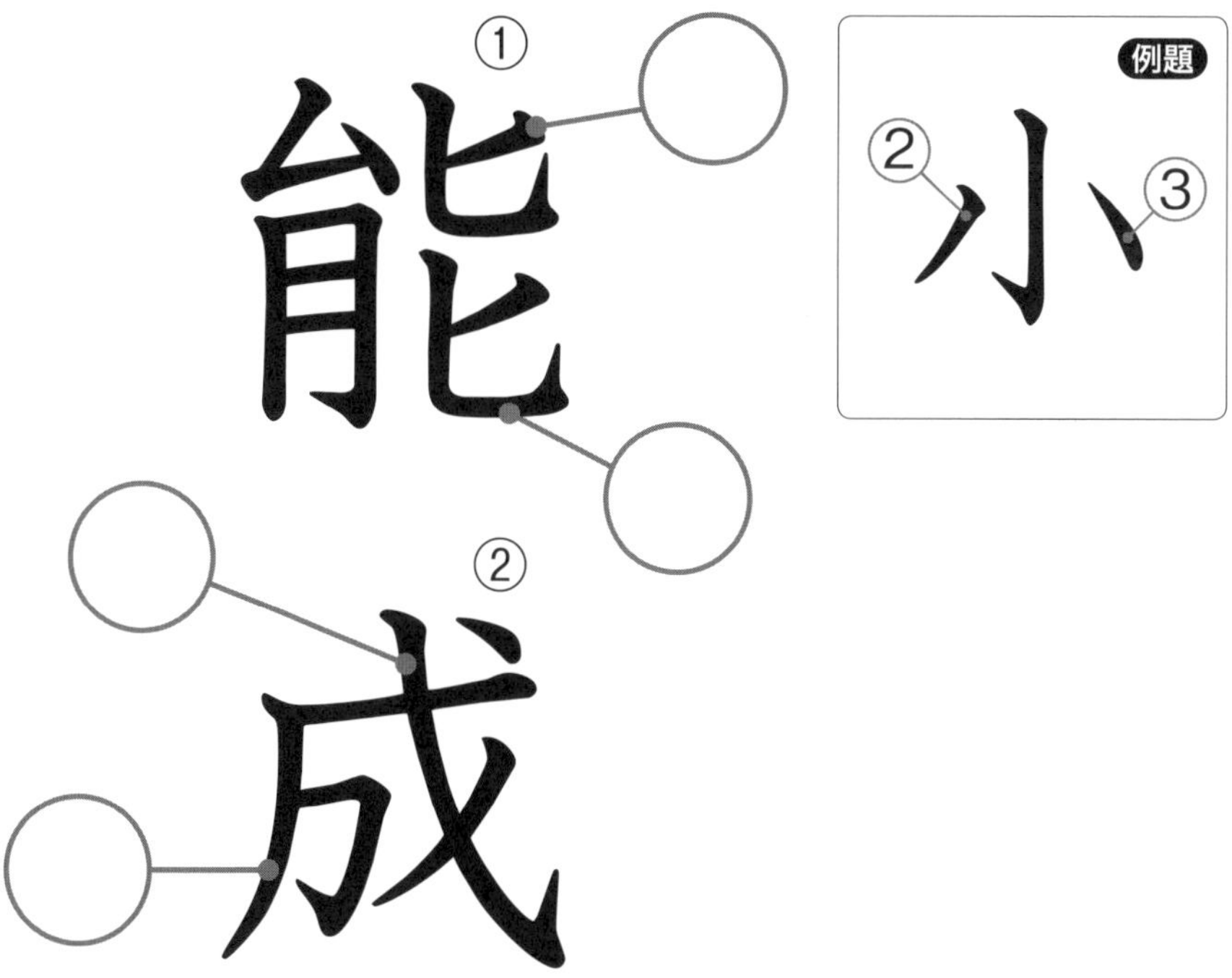

【解答は174ページ】

月　日	開始　時　分　秒 終了　時　分　秒	所要時間　分　秒

87日目

勉強や習い事を始めることは、脳に新しいネットワークをつくる絶好のチャンスです。

反対の意味

難易度★☆☆

上にある語の反対の意味になる漢字を□に書きましょう。

① 始業 ↕ □業

② 入学 ↕ □業

③ 喜劇 ↕ □劇

④ 過去 ↕ □来

同じ部首

難易度★☆☆

3つの□には同じ部首が入ります。あてはまる部首とその名前を書きましょう。

例題

□寺　□青　□月　日（ひへん）

□田　□丁　□尭

□（　　　）

【解答は174ページ】

88日目

漢字合わせ札

2文字の熟語を、それぞれ6つに切ってバラバラにしました。元の熟語は何でしょう？

難易度★☆☆

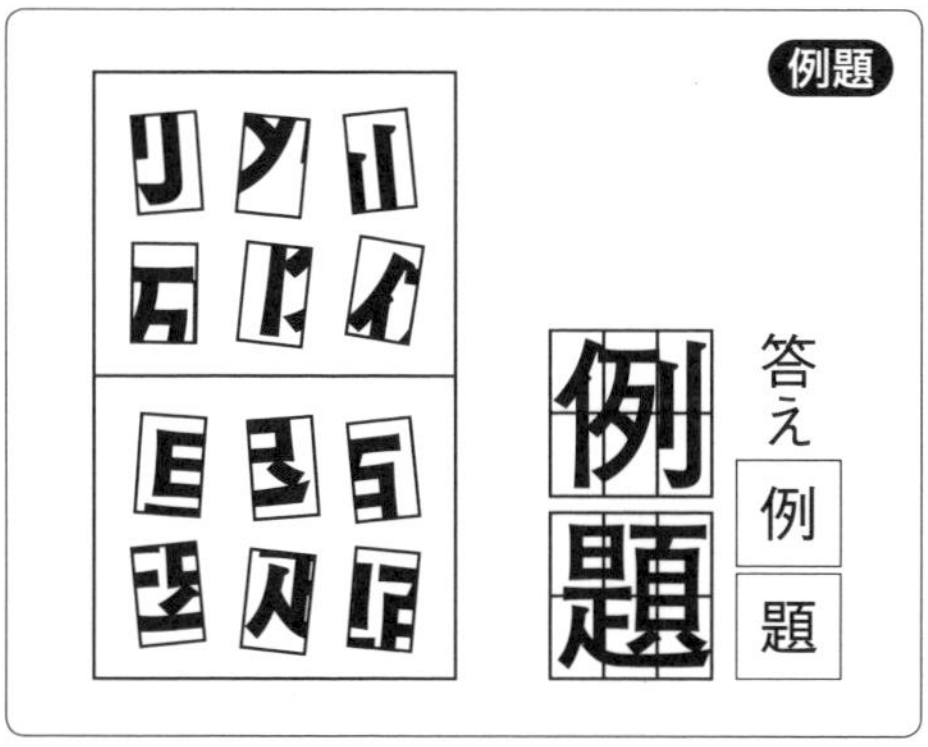

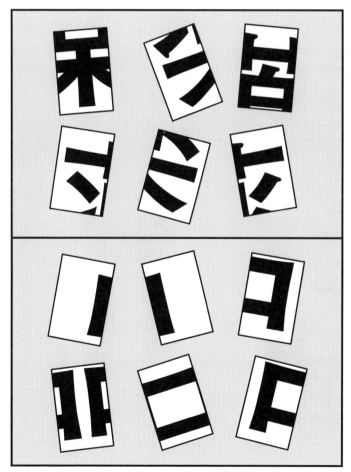

川島隆太教授から
「勉強すると脳のシワが増える」というのは迷信です。

【解答は174ページ】

89日目

川島隆太教授から

脳にとって睡眠不足は大敵です。疲れたら10分ほど居眠りするだけでも、脳を休ませることができます。

――の漢字の読みと、□にあてはまる漢字を書きましょう。

① <u>頭数</u>がそろう

② <u>額</u>に汗をかく

③ <u>類似</u>する

④ <u>血眼</u>になる

⑤ <u>忠臣蔵</u>

⑥ □□（まき・じゃく）で測る

⑦ □□（ひ・がん）の勝利

⑧ □□（けん・とう）がつく

⑨ 店の□□（かん・ばん）

⑩ □□（し・や）が広い

書き順パズル

難易度 ★☆☆

○の中に書き順を入れましょう。

例題

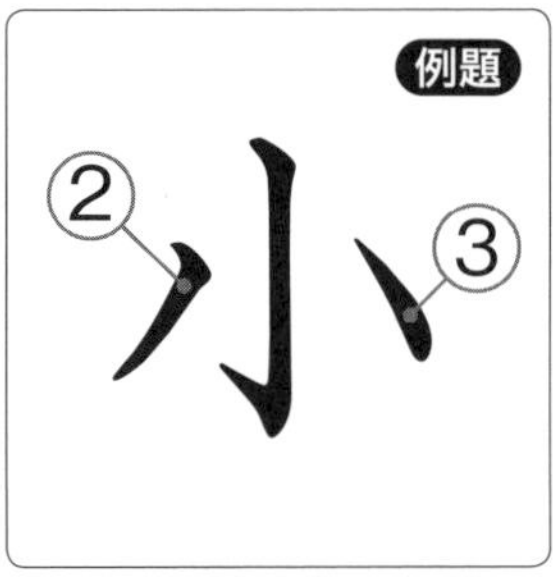

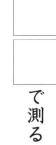

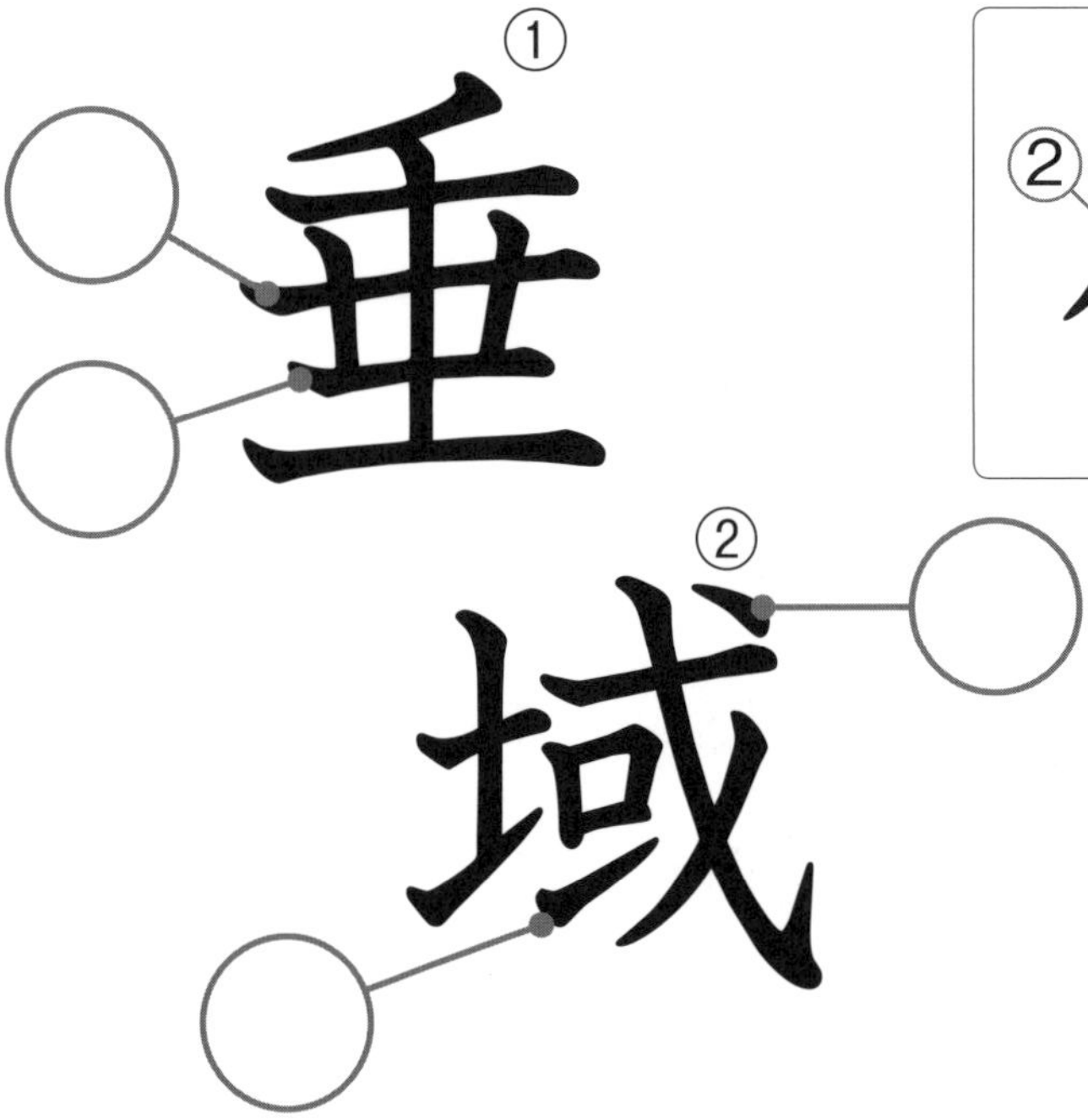

【解答は174ページ】

川島隆太教授から
毎日がんばっていますね！　自分に自信をもってください。

月　日

開始
時　分　秒

終了
時　分　秒

所要時間
分　秒

90日目

間違い探し

難易度 ★☆☆

次の文中に間違った漢字が1字ずつあります。
上に間違った漢字を、下に正しい漢字を書きましょう。

① 希小価値のある本
② 免談を行う
③ 大学で講義を受ける
④ 気先を制する

×　□ □ □ □
↓
○　□ □ □ □

熟語しりとり

難易度 ★☆☆

二字熟語のしりとりです。
あてはまる漢字を□に書きましょう。

例題
先 → 生 → 活 → 動 → 力

① 通 → □ → 号 → □ → 状

② 分 → □ → 球 → □ → 術

【解答は175ページ】

月　日	開始 時　分　秒 終了 時　分　秒	所要時間 分　秒

91日目

川島隆太教授から

好きな食べ物を見ただけで、脳は活発に働き始めます。

漢字の式

難易度 ★☆☆

漢字の部品を足したり引いたりしてできる2文字の熟語は何でしょう？

例題
女＋女＋市＋未＝姉妹

① 然＋米＋火＋斗＝□□

② 日＋日＋日＋日＋立＋口＝□□

十字パズル

難易度 ★☆☆

真ん中の□に漢字を入れて、上下左右に4個、熟語ができるようにしましょう。

例題
登→山、裏→山→道、山→上

① 通→□、告→□→人、□→識

② 生→□、快→□→字、□→動

【解答は175ページ】

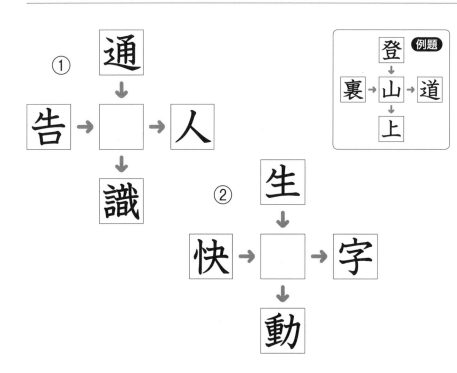

月　日

開始　時　分　秒

終了　時　分　秒

所要時間　分　秒

92日目

ミニクロ

難易度★☆☆

小さい漢字クロスワードです。
ヒントにあてはまる答えを漢字で書きましょう。

①

1	3
2	

ヨコの1　特にすぐれているところ。「悪漢」と同音異義語です

ヨコの2　—— 5万分の1の地図上で1cmのところは、実際は500m

タテの1　ぎゅっと力を加えて小さくすること。デジタルデータもこうできます

タテの3　5mぐらいの長さのものでも測れますが、コンパクトに収納できます

②

1	3
2	

ヨコの1　2人だけの —— だよ。絶対に誰にもしゃべらないでね

ヨコの2　倉庫などにしまってある本

タテの1　大切にしまっておくこと。監督の —— っ子

タテの3　内緒の手紙。国王が他国に送ったりする

【解答は175ページ】

最近、怒ったことはありますか？　カッとなっても、いったん深呼吸してガマンすることで脳がたくましくなります。

月　日

開始　時　分　秒
終了　時　分　秒
所要時間　分　秒

93日目

間違い探し

難易度★☆☆

次の文中に間違った漢字が1字ずつあります。
上に間違った漢字を、下に正しい漢字を書きましょう。

×　○

① 天下を収める　□→□
② 本日のお買い徳品　□→□
③ 全社員が一同に会する　□→□
④ 予測を根低からくつがえされる　□→□

熟語しりとり

難易度★☆☆

二字熟語のしりとりです。
あてはまる漢字を□に書きましょう。

例題　先→生→活→動→力

① 資→□→理→□→質

② 有→□→果→□→際

【解答は175ページ】

94日目

月 日	
開始	時 分 秒
終了	時 分 秒
所要時間	分 秒

漢字合わせ札

難易度★☆☆

2文字の熟語を、それぞれ6つに切ってバラバラにしました。元の熟語は何でしょう？

例題

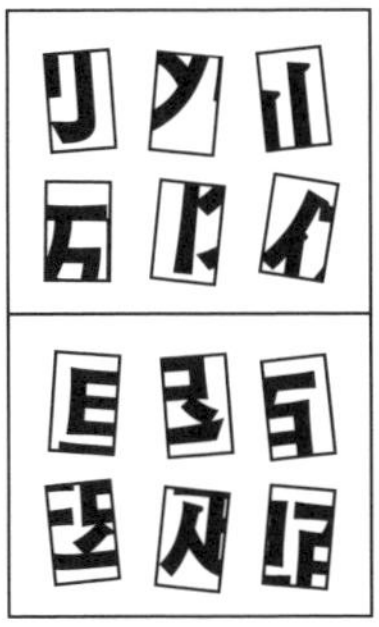

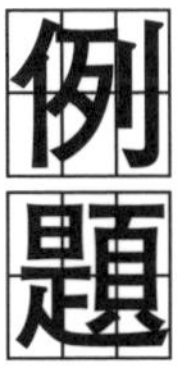

答え 例 題

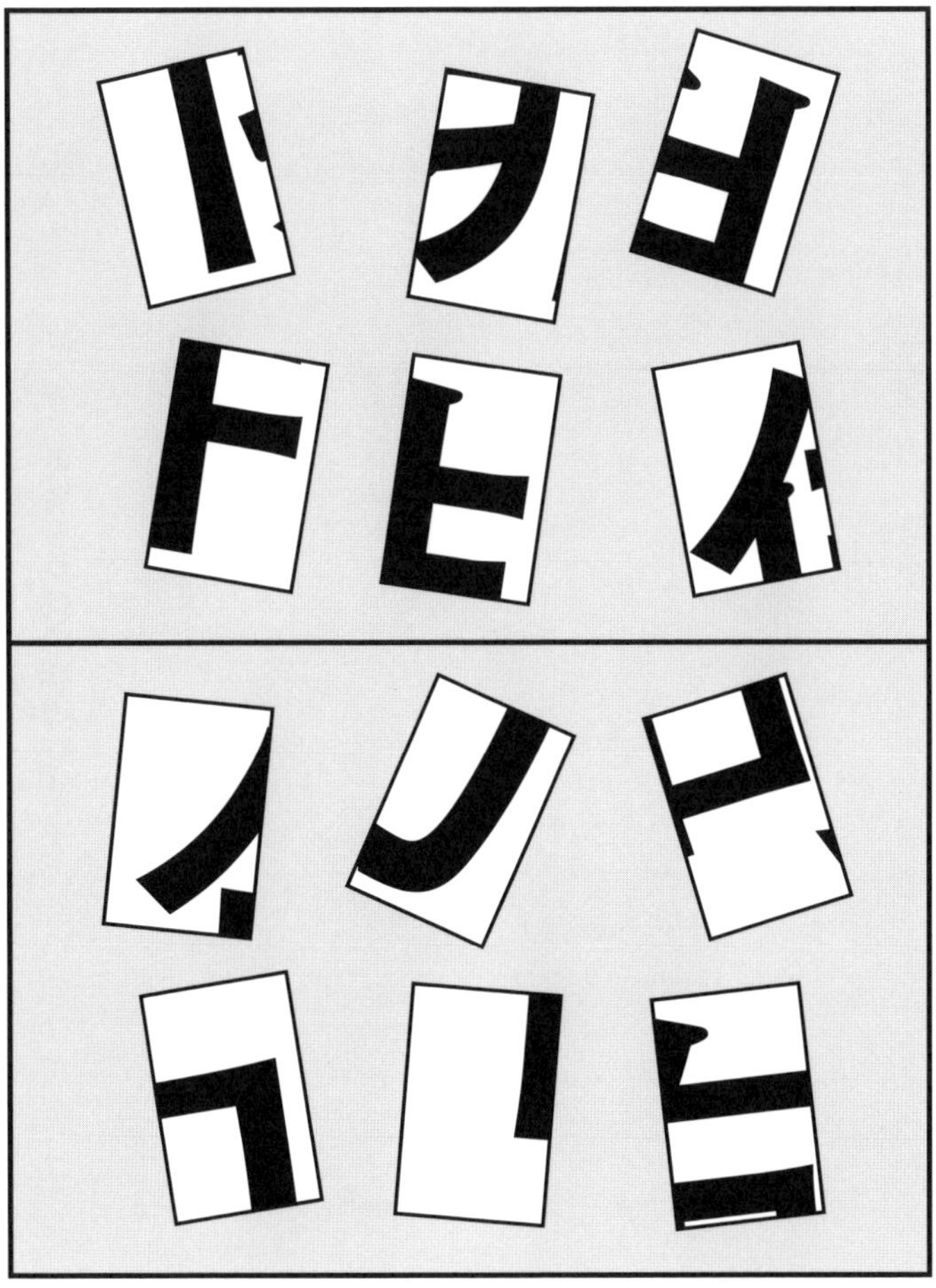

川島隆太教授から

糖尿病や高血圧などの生活習慣病は、体ばかりか脳にとってもよくありません。

【解答は175ページ】

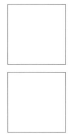

月　　日	開始　時　分　秒 終了　時　分　秒	所要時間　分　秒

95日目

川島隆太教授から

お気に入りのパズルはありますか？　苦手なものよりお気に入りに取り組むときのほうが脳は活発に働きます。

——の漢字の読みと、□にあてはまる漢字を書きましょう。

① 古今東西（——古今東西）

② 会得（——）する

③ 首尾（——）よく進む

④ 公衆の面前（——面前）

⑤ 富士山登頂（——登頂）

⑥ □□□（じ・きゅう・りょく）

⑦ □□（し・なん）のわざ

⑧ □□（せき・はん）をたく

⑨ □□（ま・なつ）の太陽

⑩ □□（かい・そう）工事

書き順パズル

難易度 ★☆☆

漢字の書き順が左から右に書いてあります。それぞれ何の字でしょう？

例題

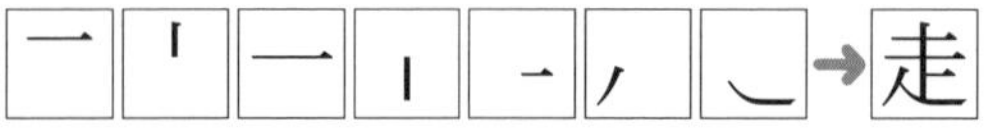

①

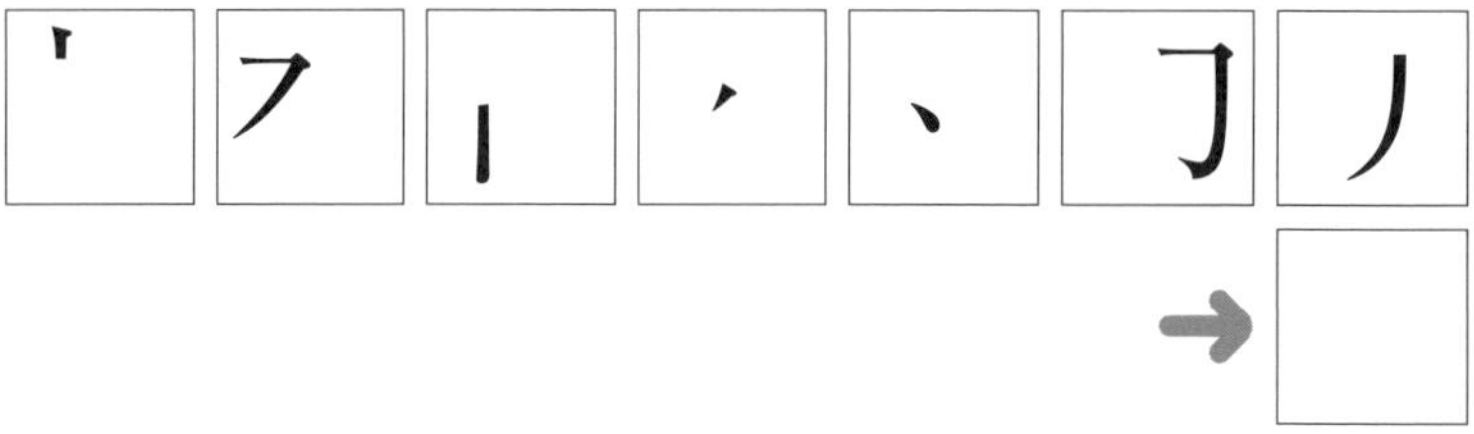

②

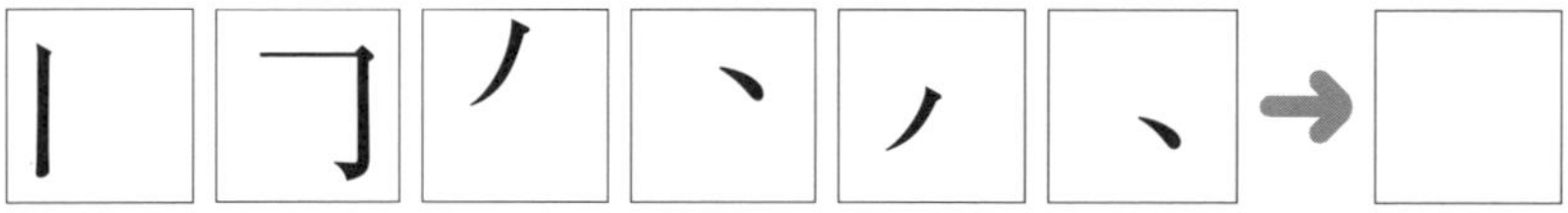

【解答は175ページ】

96日目

月　日

開始　時　分　秒

終了　時　分　秒

所要時間　分　秒

川島隆太教授から

ツメをかんだり貧乏ゆすりなどの悪いくせをガマンするだけで脳は活性化します。

漢字合わせ札

難易度★☆☆

2文字の熟語を、それぞれ6つに切ってバラバラにしました。元の熟語は何でしょう？

例題

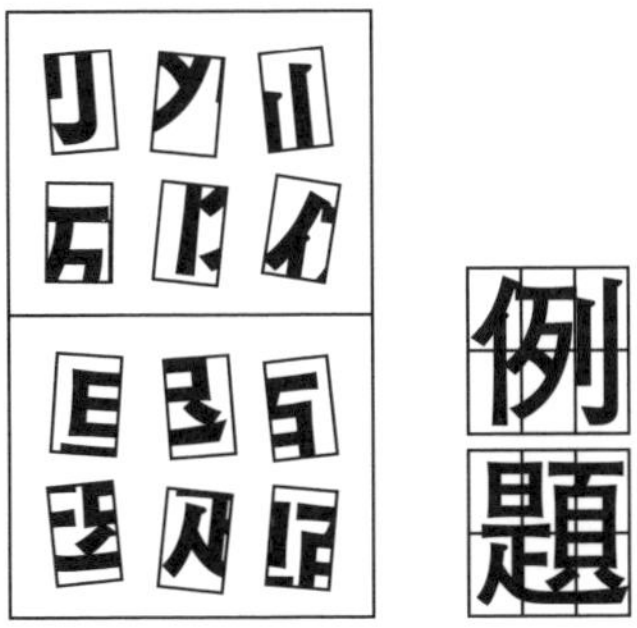

答え　例　題

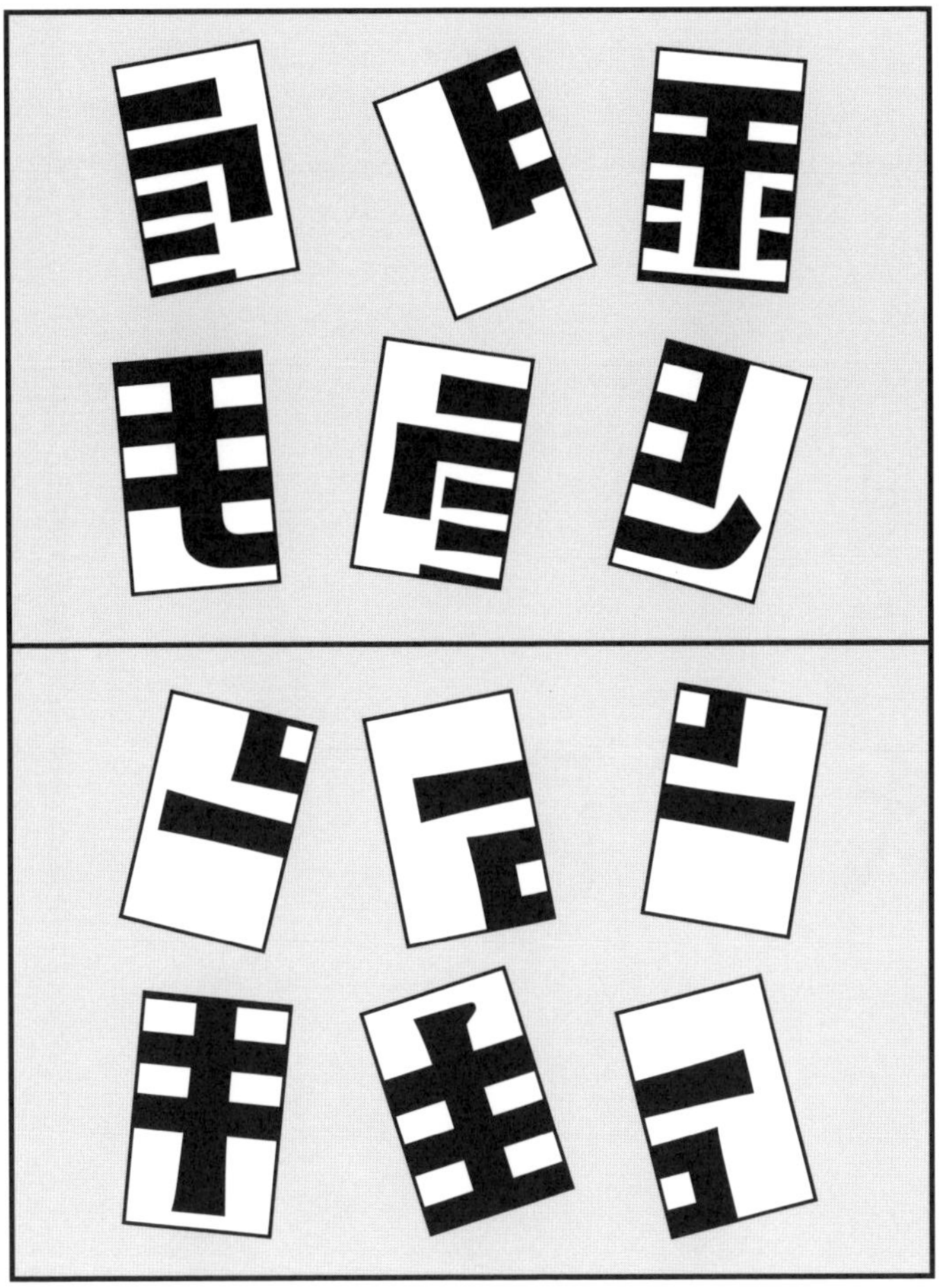

【解答は176ページ】

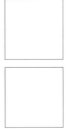

体調はいかがですか？　脳も体の一部ですから、体の具合が悪いと脳も元気をなくします。体調管理はしっかり行ってください。

97日目

月　日	開始　時　分　秒 終了　時　分　秒	所要時間　分　秒

間違い探し

難易度★☆☆

次の文中に間違った漢字が1字ずつあります。上に間違った漢字を、下に正しい漢字を書きましょう。

×　○

① この作品は圧観だ

② お金を苦面する

③ 創立10週年記念

④ 互格に戦う

同じ部首

難易度★☆☆

3つの□には同じ部首が入ります。あてはまる部首とその名前を書きましょう。

例題　□寺　□青　□月　日（ひへん）

□会　□氏　□昌

□（　　　）

【解答は176ページ】

川島隆太教授から

パソコンや携帯の入力ばかりだと漢字を忘れてしまいますよ。日記や手紙など、意識して漢字を書いてくださいね。

月　日

開始　時　分　秒

終了　時　分　秒

所要時間　分　秒

漢字しりとり迷路

難易度★☆☆

➡からスタートして、漢字を正しく読みながらしりとりで進み、右側のどれかに出てください。進む方向はタテかヨコのみです。「じ」で終わったら「じ・じゃ・じゅ・じょ」のどれにでも進めます。「しょ」で終わったら「よ」に進めますが、「し」や「しょ」には進めません。

進み方の例

※送りがなは読みません。

入→一→町→上

（はい）（いち）（ちょう）（うえ）

	后	勤	片	宝	卵	➡①
	域	源	供	穴	難	➡②
➡	枚	泉	密	蚕	骨	➡③
	痛	認	党	裏	覧	➡④
	革	若	割	机	沿	➡⑤

【解答は176ページ】

開始 時 分 秒
終了 時 分 秒
所要時間 分 秒
月 日

川島隆太教授から
初対面の人に会ったとき、その人の名前を呼びかけながらあいさつすると記憶しやすくなります。

間違い探し

難易度 ★☆☆

次の文中に間違った漢字が1字ずつあります。上に間違った漢字を、下に正しい漢字を書きましょう。

① 軽卒な行動
② この計画は衆知の事実だ
③ 精心衛生上よくない
④ 税金を科せられる

× □ □ □ □
↓
○ □ □ □ □

熟語しりとり

難易度 ★☆☆

二字熟語のしりとりです。あてはまる漢字を□に書きましょう。

例題 先 → 生 → 活 → 動 → 力

① 物 → □ → 問 → □ → 名

② 箇 → □ → 純 → □ → 実

【解答は176ページ】

月　日

開始　時　分　秒

終了　時　分　秒

所要時間　分　秒

100日目

漢字合わせ札

2文字の熟語を、それぞれ6つに切ってバラバラにしました。元の熟語は何でしょう？

難易度★☆☆

例題

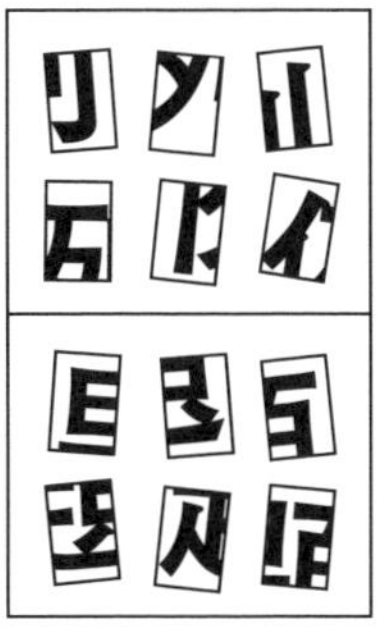

例題

答え 例 題

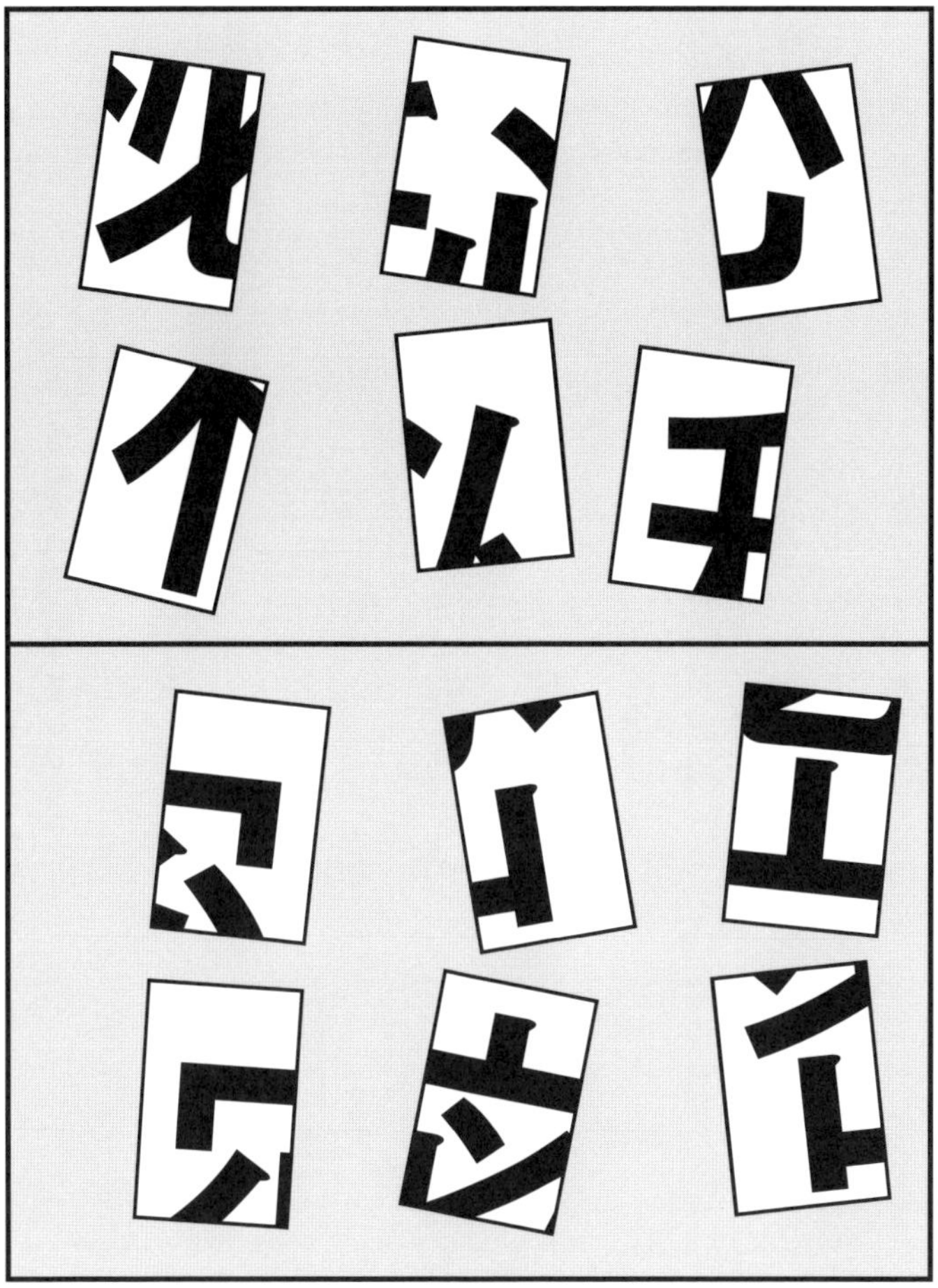

川島隆太教授から

100日目ですね。おいしいものを食べに行ったり、欲しいものを買ったりして、自分にごほうびを！

【解答は176ページ】

月　日	開始　時　分　秒 終了　時　分　秒	所要時間　分　秒

101日目

川島隆太教授から
料理の献立や食材を考え、手際よく調理することで、脳はおおいに活性化します。

──の漢字の読みと、□にあてはまる漢字を書きましょう。

① 耳目を集める（──耳目）
② 語気があらい（──語気）
③ 党首の遊説（──遊説）
④ 合議で決める（──合議）
⑤ 生誕百周年（──生誕）
⑥ 目と□（はな）の先
⑦ □（しょく）□（む）質問
⑧ □（げん）□（ろん）の自由
⑨ ギリシャ□（しん）□（わ）
⑩ □（ざ）□（だん）□（かい）

書き順パズル

難易度 ★☆☆

漢字の書き順が左から右に書いてあります。
それぞれ何の字でしょう？

例題
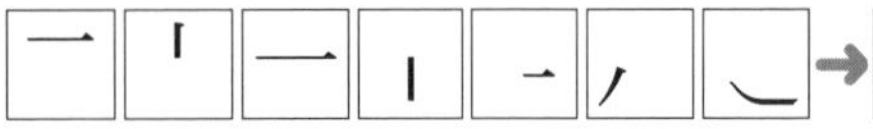
→ 走

①
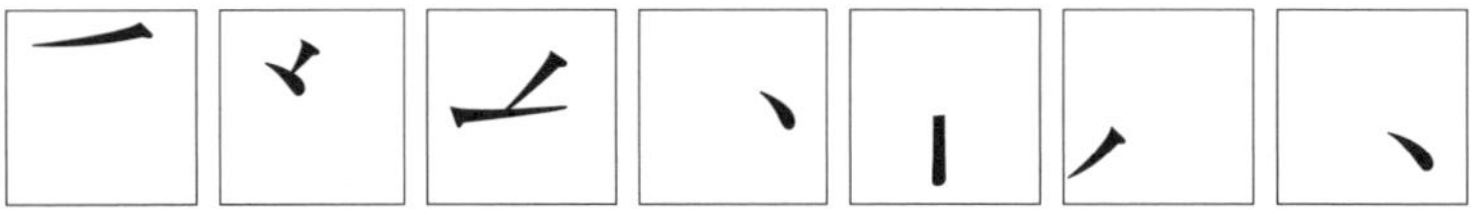
→ □

②
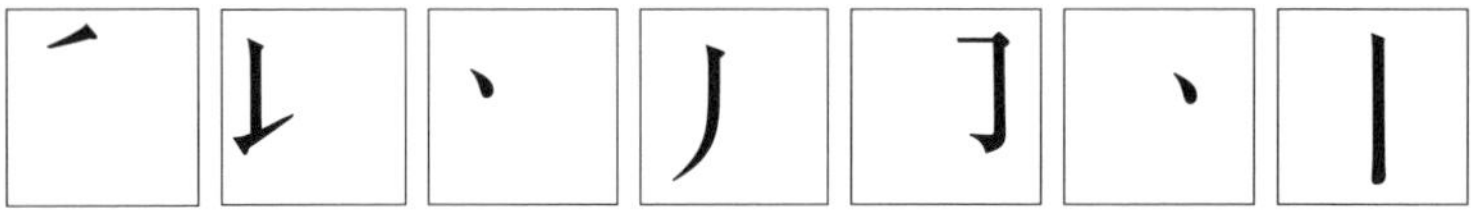
→ □

【解答は176ページ】

月　日

開始　時　分　秒

終了　時　分　秒

所要時間　分　秒

102日目

反対の意味

難易度★☆☆

上にある語の反対の意味になる漢字を□に書きましょう。

①多数 ↕ □数

②屋内 ↕ 屋□

③合唱 ↕ □唱

④有料 ↕ □料

同じ部首

難易度★☆☆

3つの□には同じ部首が入ります。あてはまる部首とその名前を書きましょう。

例題
□寺　□青　□月　日（ひへん）

□化　□早　□云　□（　　　）

川島隆太教授から

休日には、日曜大工やケーキづくりに励むのもいいでしょう。段取りを前もってメモしておくと、さらに脳力がアップします。

【解答は177ページ】

103日目

川島隆太教授から

人とは違ったアイデアが浮かぶ人は、前頭前野を上手に使える想像力豊かな人です。

間違い探し

難易度★☆☆

次の文中に間違った漢字が1字ずつあります。上に間違った漢字を、下に正しい漢字を書きましょう。

① 電車を利要する

② 音学の授業

③ 牛前8時に出発

④ 科学調味料

× □ □ □ □

↓

○ □ □ □ □

熟語しりとり

難易度★☆☆

二字熟語のしりとりです。あてはまる漢字を□に書きましょう。

例題
先 → 生 → 活 → 動 → 力

① 安 → □ → 配 → □ → 離

② 希 → □ → 遠 → □ → 並

【解答は177ページ】

川島隆太教授から

仕事や勉強中に眠くなったときは、数を速くかぞえるだけで目が覚めますよ。

開始　時　分　秒

終了　時　分　秒

所要時間　分　秒

月　日

104日目

漢字シークワーズ

難易度★☆☆

ヒントにあてはまる熟語を全部探しましょう。熟語は↓↑→←↗↙↘↖の8方向のどれかでまっすぐ読めるように入っています。ヒントの最後についている数字は、漢字で書いたときの熟語の文字数です。

例題

公	義	歯
共	久	科
永	学	医

◇はえかわらない大人の歯③
◇社会一般。── 心②
◇「化」じゃないほうの「かがく」②
◇「いれば」とも言います②
◇男女いっしょに勉強します②
◇むしばを治してくれます③

答え

公	義	歯
共	久	科
永	学	医

令	樹	葉	針	棒
律	秘	小	片	磁
宝	棒	揮	指	石
大	胸	筋	肉	痛
面	従	腹	背	骨

◇ちょっとしたことを大げさに言うこと④
◇胴体の中央にあり、せき柱ともいう②
◇めったなことでは人に見せない大切な財貨②
◇ラシンバンの中の針をこういいます②
◇腕立て伏せやベンチプレスで鍛える筋肉③
◇悪事の ── を担いだために逮捕された②
◇表では言われるままに動きつつ、心の中では反抗している④
◇マツやスギのように、とがった葉っぱを持つ木③
◇ふだん運動をしない人が急に体を動かすとなったりする③
◇701年に施行された法典。そのときの年号が名前に入っている④
◇曲がっていなくて、片方がN極でもう一方がS極③
◇横になり、上半身だけを起こしたり倒したりして行う ── 運動②
◇オーケストラのコンサートで振られるもの。タクトともいう③

【解答は177ページ】

月　日

開始　時　分　秒

終了　時　分　秒

所要時間　分　秒

川島隆太教授から

週のはじめに1週間の予定や目標を書き、その週の終わりにどれだけ達成したか確認してみるといいですよ。

同じ部首

難易度★☆☆

4つの□には同じ部首が入ります。あてはまる部首とその名前を書きましょう。

例題

□寺　□青　□月　□翟　日（ひへん）

□帛　□圣　□忩　□戠

□（　　　）

漢字の式

難易度★☆☆

漢字の部品を足したり引いたりしてできる2文字の熟語は何でしょう？

例題

女＋女＋市＋未＝姉妹

① 静＋漁－争－清＝□

② 口＋建＋億＋未－健＝□□

【解答は177ページ】

106日目

月日	開始	終了	所要時間
月　日	時　分　秒	時　分　秒	分　秒

間違い探し

難易度★☆☆

次の文中に間違った漢字が1字ずつあります。上に間違った漢字を、下に正しい漢字を書きましょう。

×
○

① 新体制に移向する

② 国語事典

③ 安非を気づかう

④ アメリカ合州国

十字パズル

難易度★☆☆

真ん中の□に漢字を入れて、上下左右に4個、熟語ができるようにしましょう。

例題

登→山→上、裏→山→道

①
運↓□↓力
行→□→物

②
伝↓□↓得
小→□→明

川島隆太教授から

強いプレッシャーがかかると前頭前野の働きは鈍くなりますが、脳を鍛えればプレッシャーに強くなりますよ。

【解答は177ページ】

月　日

開始
時　分　秒
終了
時　分　秒

所要時間
分　秒

107日目

川島隆太教授から
何かを思い出そうとすると、どこに記憶がしまわれているのか必死に探して、脳のいろいろな場所が働きだします。

漢字の式

難易度★☆☆

漢字の部品を足したり引いたりしてできる2文字の熟語は何でしょう？

例題
女＋女＋市＋未＝姉妹

① 土＋求＋也＋王＝□□

② 糸＋ネ＋見＋泉＝□□

同じ部首

難易度★☆☆

3つの□には同じ部首が入ります。あてはまる部首とその名前を書きましょう。

例題
□寺　□青　□月　日（ひへん）

田　音　非
□　□　□

□（　　　）

【解答は177ページ】

108日目

月　日

開始
時　分　秒

終了
時　分　秒

所要時間
分　秒

漢字合わせ札

難易度 ★☆☆

2文字の熟語を、それぞれ6つに切ってバラバラにしました。元の熟語は何でしょう？

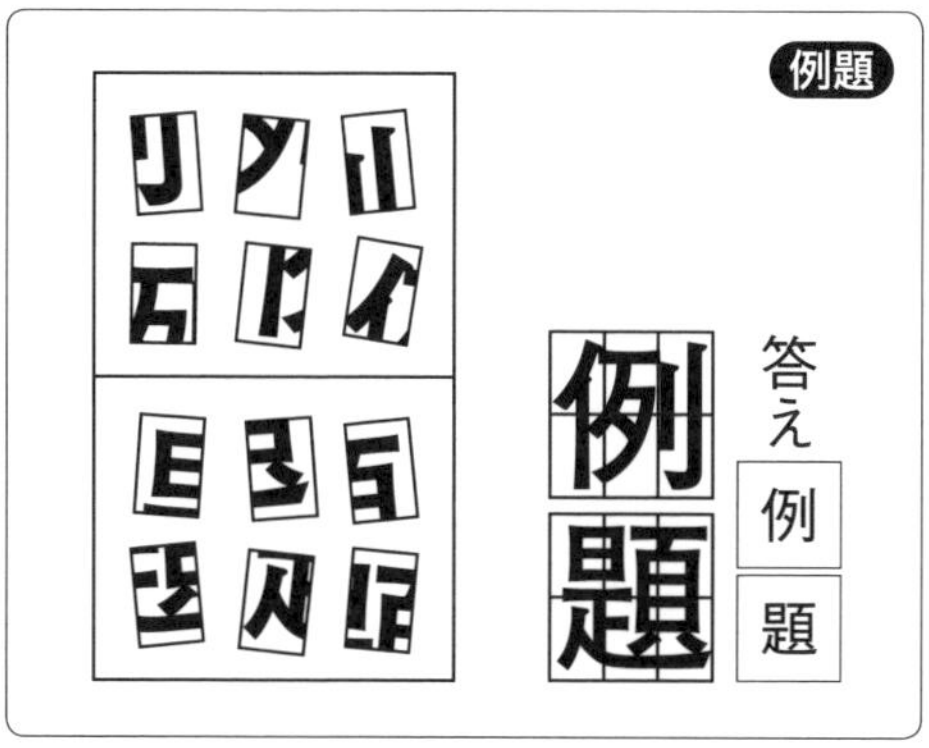

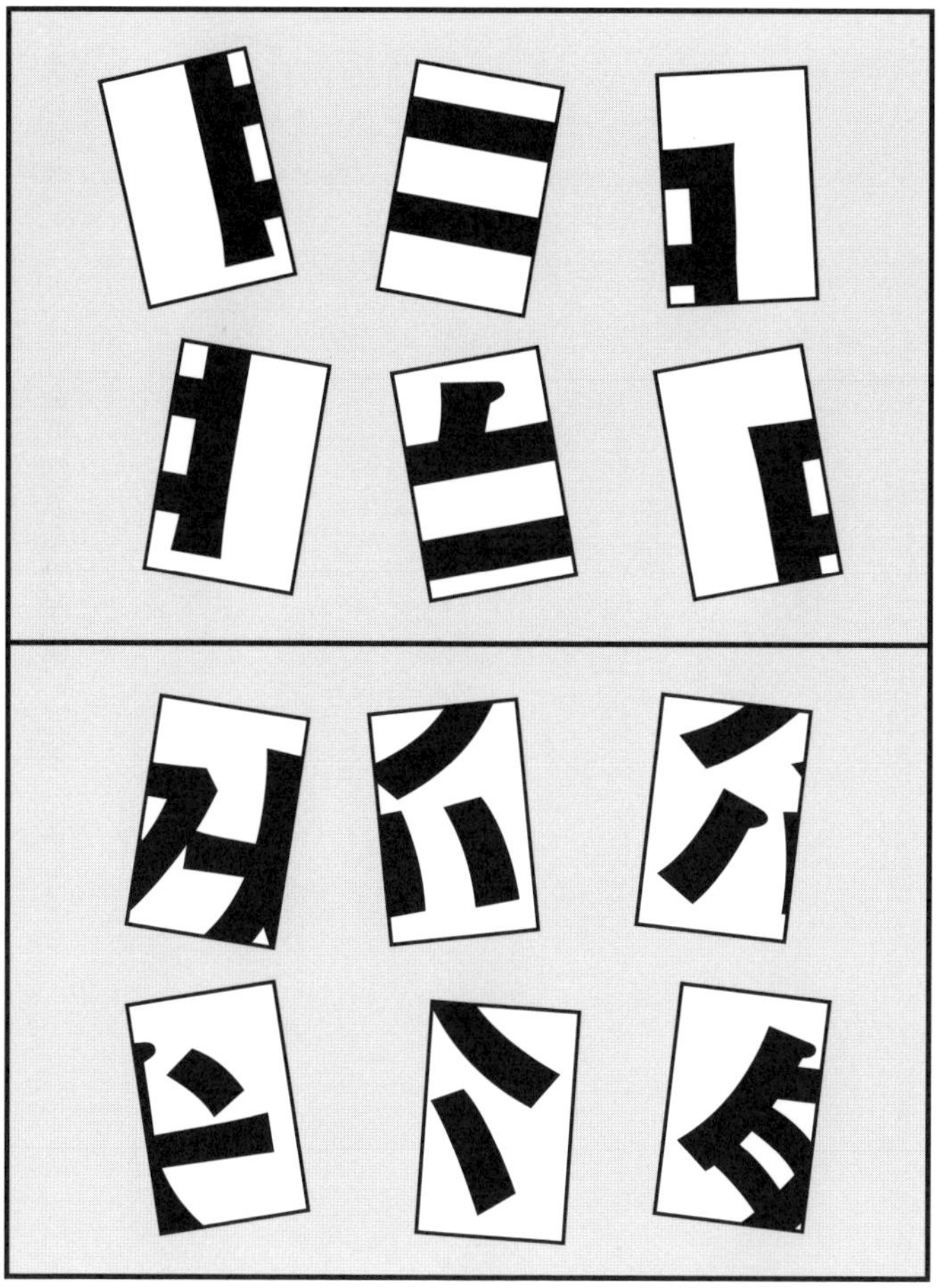

川島隆太教授から

覚えたからといって安心せず、間隔をあけてくり返し思い出すようにすると、脳のネットワークがつながって記憶が定着します。

【解答は178ページ】

月　日

開始　時　分　秒

終了　時　分　秒

所要時間　分　秒

109日目

川島隆太教授から

顔はわかっても名前が思い出せないのは、顔と名前は別の場所に記憶されるため、その間のネットワークがすぐつながらないからです。

間違い探し

難易度 ★☆☆

次の文中に間違った漢字が1字ずつあります。上に間違った漢字を、下に正しい漢字を書きましょう。

① 電地が切れる

② 一方通交の道路

③ 来月の中ばに延期

④ スピードが早い

× □ □ □ □

↓

○ □ □ □ □

熟語しりとり

難易度 ★☆☆

二字熟語のしりとりです。あてはまる漢字を□に書きましょう。

例題　先 → 生 → 活 → 動 → カ

① 教 → □ → 児 → □ → 話

② 人 → □ → 紅 → □ → 道

【解答は178ページ】

月　日

開始　時　分　秒

終了　時　分　秒

所要時間　分　秒

110日目

この絵なんの字

漢字を絵であらわしています。
それぞれの絵があらわす漢字を書きましょう。

難易度 ★☆☆

例題

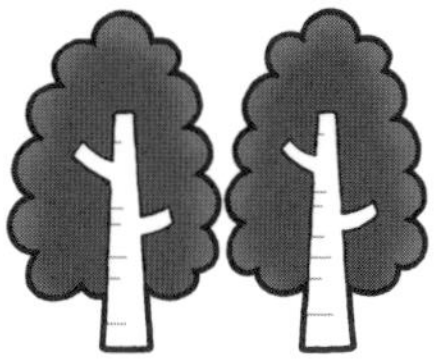

答え 林

①

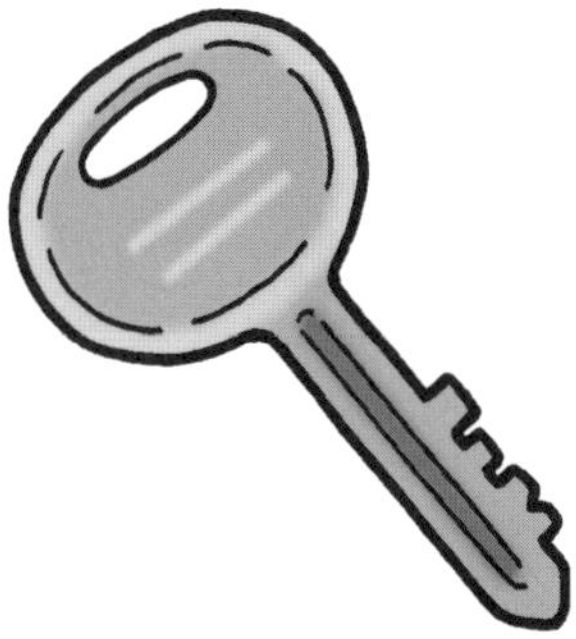

②

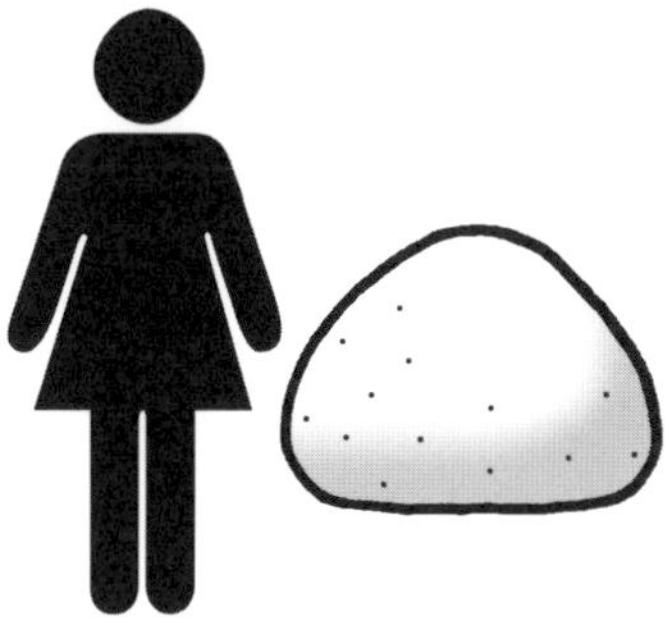

③

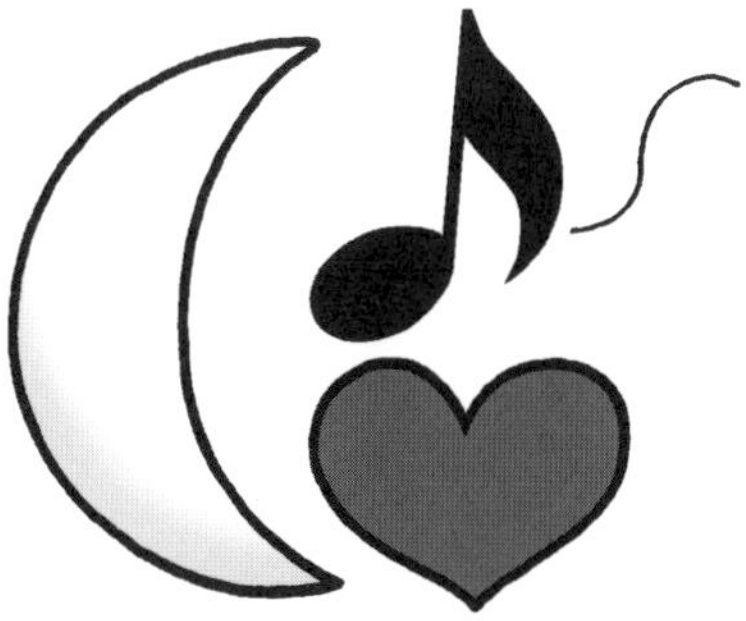

川島隆太教授から

食事をするときは、スプーンやフォークより、箸を使ったほうが脳をたくさん働かせます。

【解答は178ページ】

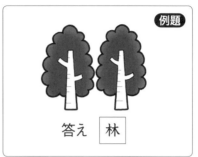

月　日

開始　時　分　秒

終了　時　分　秒

所要時間　分　秒

111日目

川島隆太教授から

利き手ではない手で箸を使ったり、歯をみがいたりすると、脳に新しい刺激を与えます。

──の漢字の読みと、□にあてはまる漢字を書きましょう。

① 身が縮む思い

② 記念の植樹

③ 我を忘れる

④ 視野に入れる

⑤ 座布団をしく

⑥ ねぎを□（きざ）む

⑦ □（や）□（ちん）をはらう

⑧ □（しゅう）□（しょく）活動

⑨ □（わか）□（て）の芸人

⑩ □（りん）□（じ）の会議

同じ部首

難易度 ★☆☆

4つの□には同じ部首が入ります。あてはまる部首とその名前を書きましょう。

例題

□寺　□青　□月　□曜　日（ひへん）

□隹　□比　□軍　□喿

□（　　　　）

【解答は178ページ】

月　日

開始　時　分　秒

終了　時　分　秒

所要時間　分　秒

112日目

漢字合わせ札

難易度★☆☆

2文字の熟語を、それぞれ6つに切ってバラバラにしました。元の熟語は何でしょう？

例題

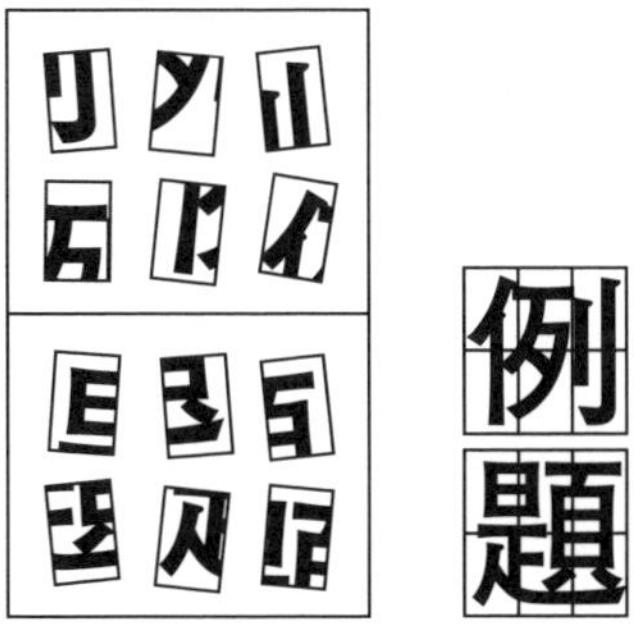

答え 例 題

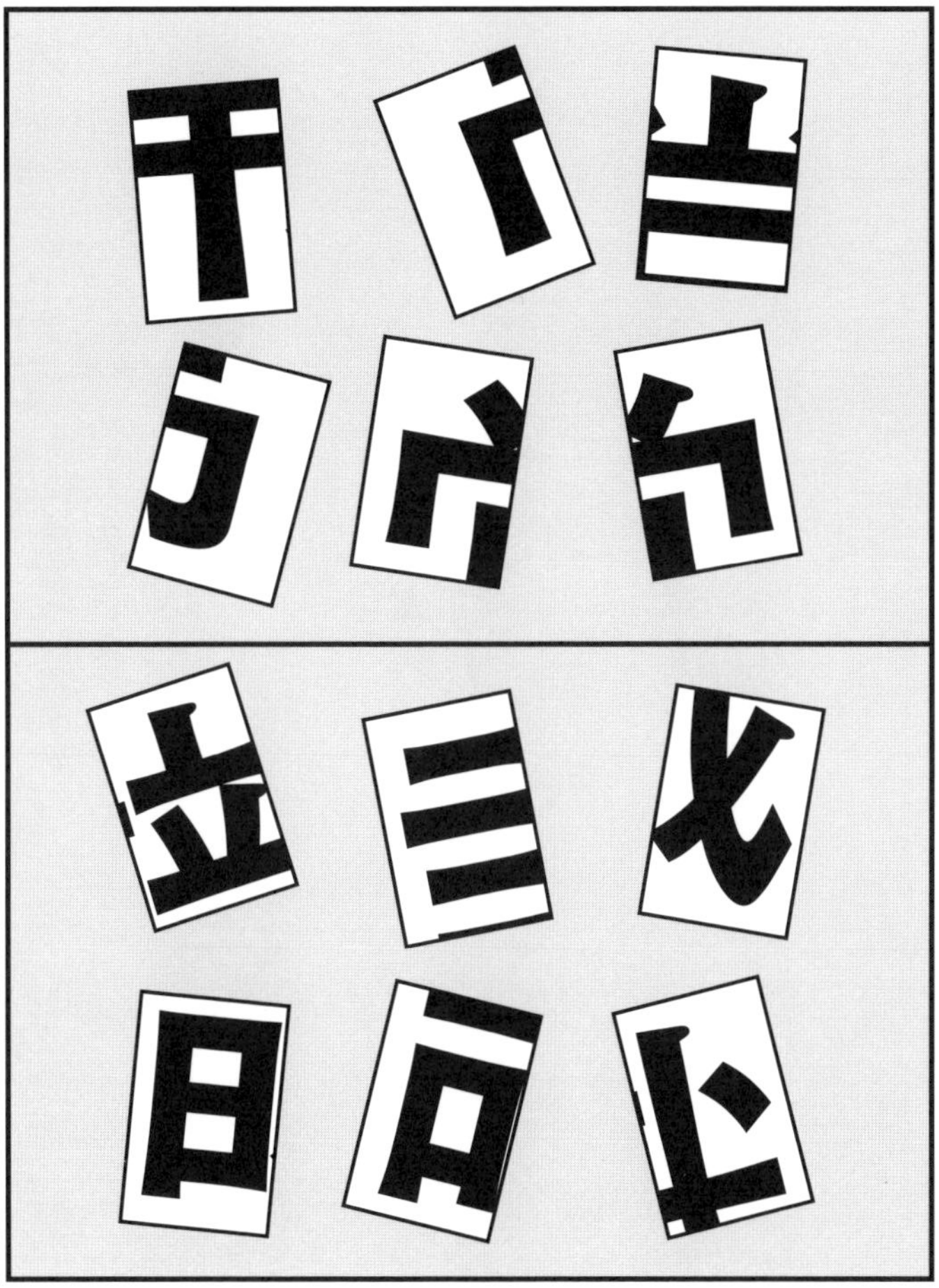

川島隆太教授から

くよくよ悩むのは脳の健康にもよくありません。気持ちを切り替え、いやなことは忘れる努力をしましょう。

【解答は178ページ】

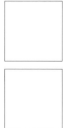

ダンスや水泳、ジョギングなど、一定のリズムで動くスポーツは脳を活性化します。毎日少しずつやると効果的です。

113日目

月　日

開始　時　分　秒
終了　時　分　秒
所要時間　分　秒

──の漢字の読みと、□にあてはまる漢字を書きましょう。

① 友人を訪ねる
② 幼い子ども
③ 厳しく律する
④ 私語をつつしむ
⑤ 栄養を補う
⑥ □□（ゆう　びん）切手
⑦ □□（しょく　よく）がわく
⑧ 黒□□（ざ　とう）
⑨ □□（はん　じゅく）の卵
⑩ 天皇□□（へい　か）

間違い探し

難易度★☆☆

次の文中に間違った漢字が1字ずつあります。上に間違った漢字を、下に正しい漢字を書きましょう。

× → ○

① 人事移動で転勤する　□→□
② 船の進路を南西に変える　□→□
③ 心の暖かい人だ　□→□
④ 夏は食べ物が痛みやすい　□→□

【解答は178ページ】

自発的に行動するときと、受け身で行動するときでは、脳の働き方が全然違います。

月　日	開始　時　分　秒 終了　時　分　秒	所要時間　分　秒

114日目

漢字の式

難易度 ★☆☆

漢字の部品を足したり引いたりしてできる2文字の熟語は何でしょう？

例題　女＋女＋市＋未＝姉妹

① 目＋各＋田＋少＝□□

② 亡＋心＋月＋士＋王＝□□

十字パズル

難易度 ★☆☆

真ん中の□に漢字を入れて、上下左右に4個、熟語ができるようにしましょう。

例題　登→山、裏→山→道、山→上

① 公↓□、展→□→放、□↓花

② 天↓□、病→□→温、□↓候

【解答は178ページ】

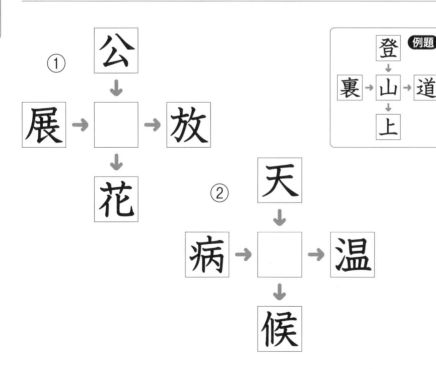

月　日

開始　時　分　秒
終了　時　分　秒

所要時間　分　秒

115日目

川島隆太教授から
気になることがあったら、早く取りかかる習慣をつけましょう。思いたったが吉日なのです。

間違い探し

難易度 ★☆☆

次の文中に間違った漢字が1字ずつあります。上に間違った漢字を、下に正しい漢字を書きましょう。

① 道を安内する
② 重い荷物を背追う
③ 子どもが鳴く
④ 友情に熱い

×　□ □ □ □
↓
○　□ □ □ □

熟語しりとり

難易度 ★☆☆

二字熟語のしりとりです。あてはまる漢字を□に書きましょう。

例題　先→生→活→動→力

① 頂→□→検→□→期

② 正→□→角→□→胸

【解答は179ページ】

記憶を思い出す回路は、筋肉と同じで使えば使うほど鍛えられます。忘れっぽいことを年のせいにしてあきらめないでください。

月　日

開始　時　分　秒
終了　時　分　秒
所要時間　分　秒

116日目

同じ音の漢字

難易度★☆☆

あいている□には、同じ音をもつ違う漢字が入ります。うまく漢字を入れて3文字の熟語を完成し、共通する音も書きましょう。

例題
□回□数券
大□海□原
（カイ）

① □鼻科
□子屋
（　　）

② □聞紙
□海魚
（　　）

どんな熟語？

難易度★★☆

ある熟語の読みと、その漢字に使われている部品の一部が明かされています。これをヒントに、元の熟語をあてましょう。

例題
きせつ　子竹→□季□節

① しょうぞう　月象→□□
② だきょう　ツカ→□□
③ べいじゅ　十寸→□□
④ ていじ　口小→□□

【解答は179ページ】

月　日	開始　時　分　秒 / 終了　時　分　秒	所要時間　分　秒

117日目

川島隆太教授から
今日は大笑いしましたか？　声を出して笑うと脳が活性化しますよ！

反対の意味

難易度 ★☆☆

上にある語の反対の意味になる漢字を□に書きましょう。

① 遠海 ↕ □海

② 収入 ↕ 支□

③ 水平 ↕ □直

④ 開館 ↕ □館

同じ部首

難易度 ★☆☆

3つの□には同じ部首が入ります。あてはまる部首とその名前を書きましょう。

例題
□寺　□青　□月　日（ひへん）

川□　彦□　豆□

□（　　　　）

【解答は179ページ】

漢字合わせ札

難易度 ★☆☆

2文字の熟語を、それぞれ6つに切ってバラバラにしました。元の熟語は何でしょう？

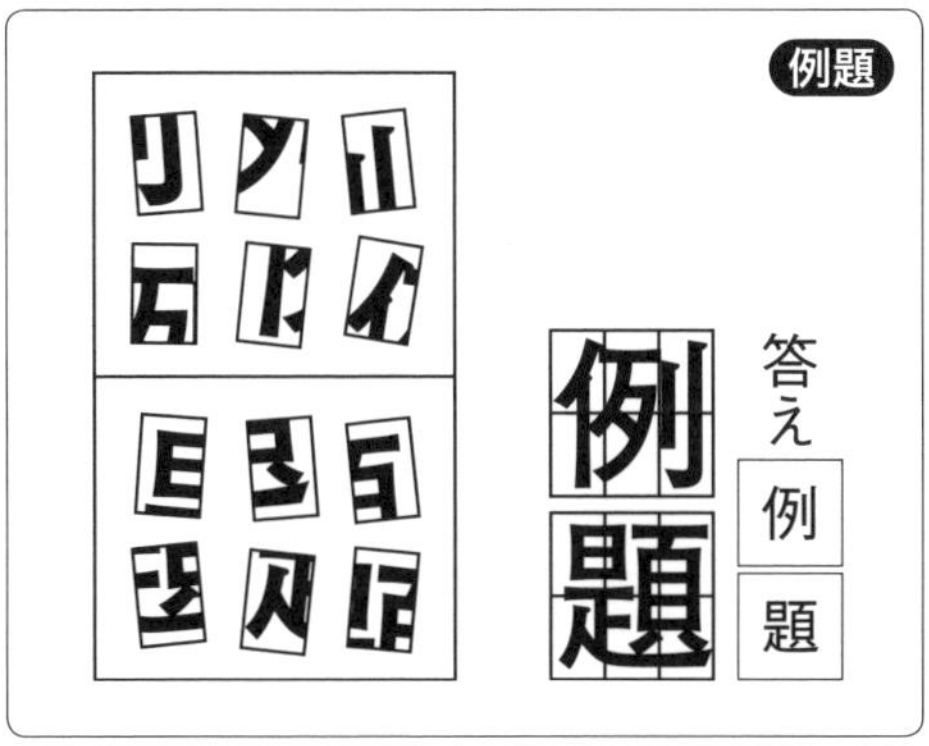

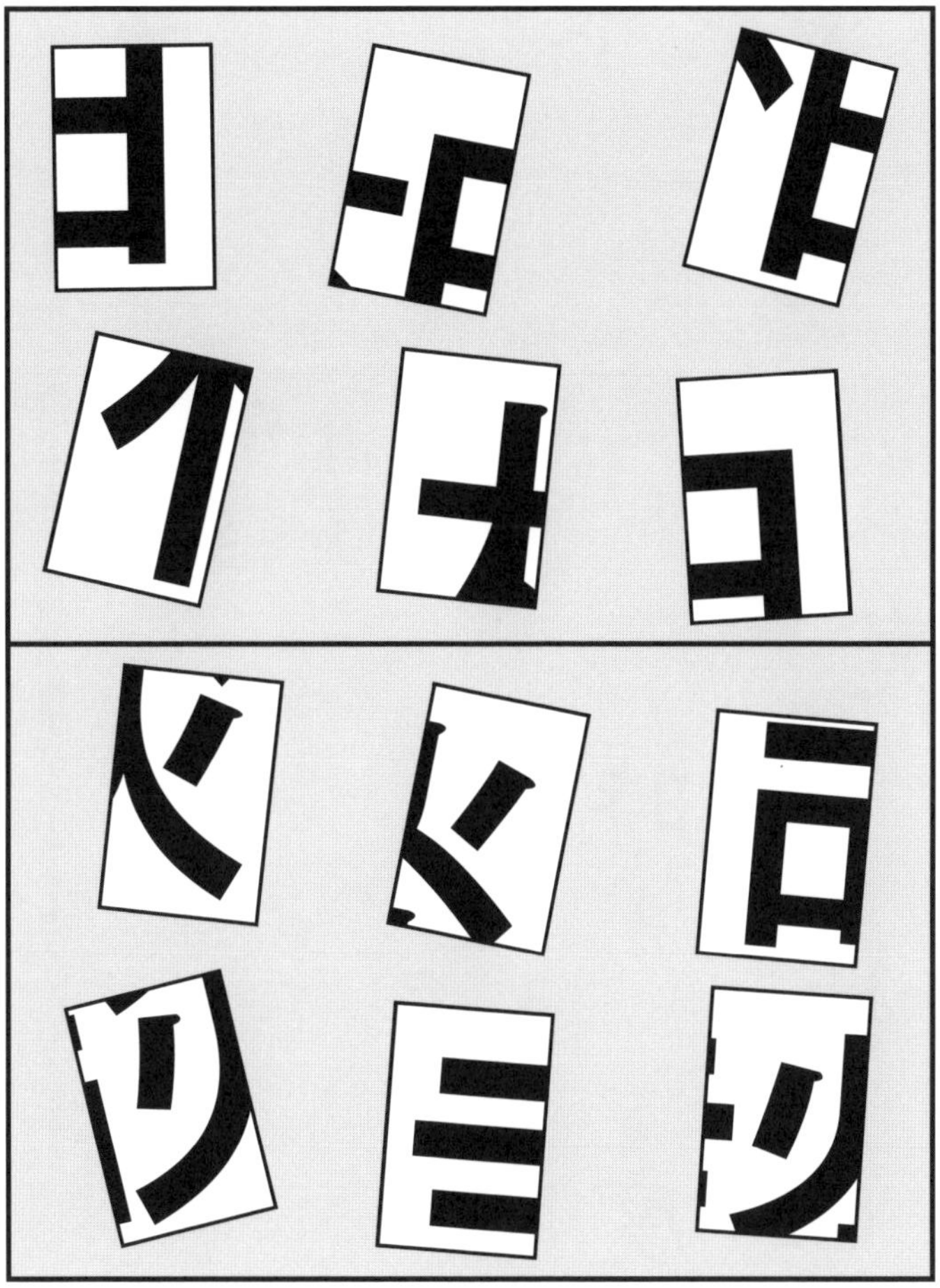

川島隆太教授から

何人かで話し合い、それぞれの役割を決めてやる共同作業は、脳をおおいに活性化させます。

【解答は179ページ】

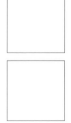

月　日	開始　時　分　秒	所要時間
	終了　時　分　秒	分　秒

119日目

漢字の式

難易度 ★☆☆

漢字の部品を足したり引いたりしてできる2文字の熟語は何でしょう？

例題
女＋女＋市＋未＝姉妹

① 申＋青＋米＋ネ＝□□

② 斗＋次＋貝＋米＝□□

十字パズル

難易度 ★☆☆

真ん中の□に漢字を入れて、上下左右に4個、熟語ができるようにしましょう。

例題
登→山→上（縦）、裏→山→道（横）

① 作→□→具（縦）、画→□→庭（横）

② 時→□→度（縦）、快→□→達（横）

【解答は179ページ】

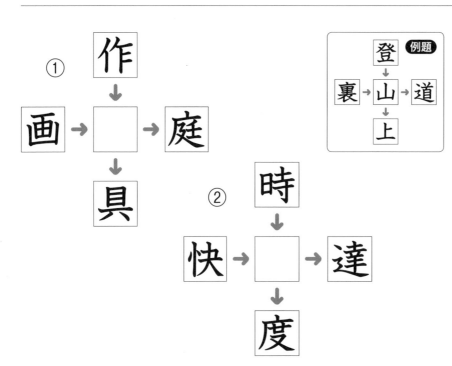

開始
時　分　秒
終了
時　分　秒

所要時間
分　秒

月　日

120日目

川島隆太教授から
怒っている人の機嫌を直そうと考えると脳が活性化しますよ。

間違い探し
難易度★☆☆

次の文中に間違った漢字が1字ずつあります。
上に間違った漢字を、下に正しい漢字を書きましょう。

× → ○

① 気の会う仲間
② 牛の大郡
③ 危検な場所
④ 宇宙飛行師を目指す

熟語しりとり
難易度★☆☆

二字熟語のしりとりです。
あてはまる漢字を□に書きましょう。

例題
先 → 生 → 活 → 動 → 力

① 感 → □ → 報 → □ → 白

② 訓 → □ → 習 → □ → 幕

【解答は179ページ】

テレビをつけっぱなしにしたり、音楽を流しながら眠るのは、睡眠の質を悪くする恐れがあるので、おすすめしません。

月　日

開始　時　分　秒

終了　時　分　秒

所要時間　分　秒

121日目

漢字の式

難易度★☆☆

漢字の部品を足したり引いたりしてできる2文字の熟語は何でしょう？

例題
女＋女＋市＋未＝姉妹

① 交＋田＋力＋木＝□□

② 日＋正＋言＋月＝□□

十字パズル

難易度★☆☆

真ん中の□に漢字を入れて、上下左右に4個、熟語ができるようにしましょう。

例題
登→山、裏→山→道、山→上

① 上→□、下→□→質、□→物

② 反→□、敵→□→応、□→比

【解答は179ページ】

月　日

開始

時　分　秒

終了

時　分　秒

所要時間

分　秒

122日目

漢字合わせ札

難易度 ★☆☆

2文字の熟語を、それぞれ6つに切ってバラバラにしました。元の熟語は何でしょう？

川島隆太教授から

最近、楽しかったことは何ですか？　3つ思い出してみましょう。

例題

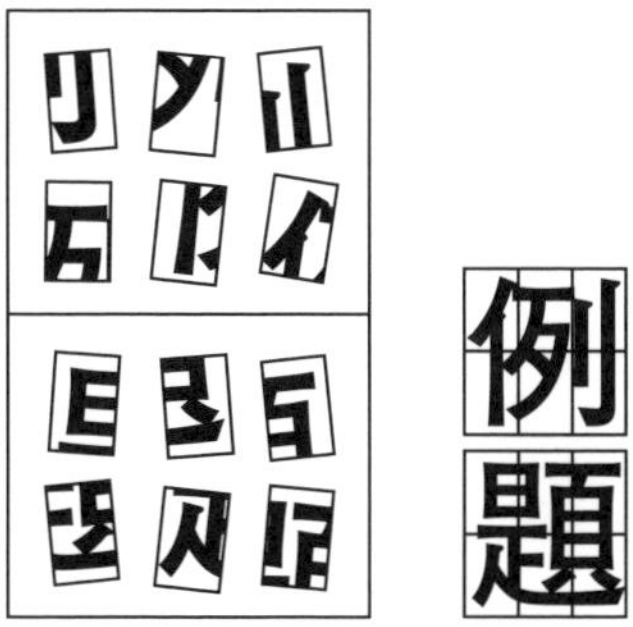

答え　例　題

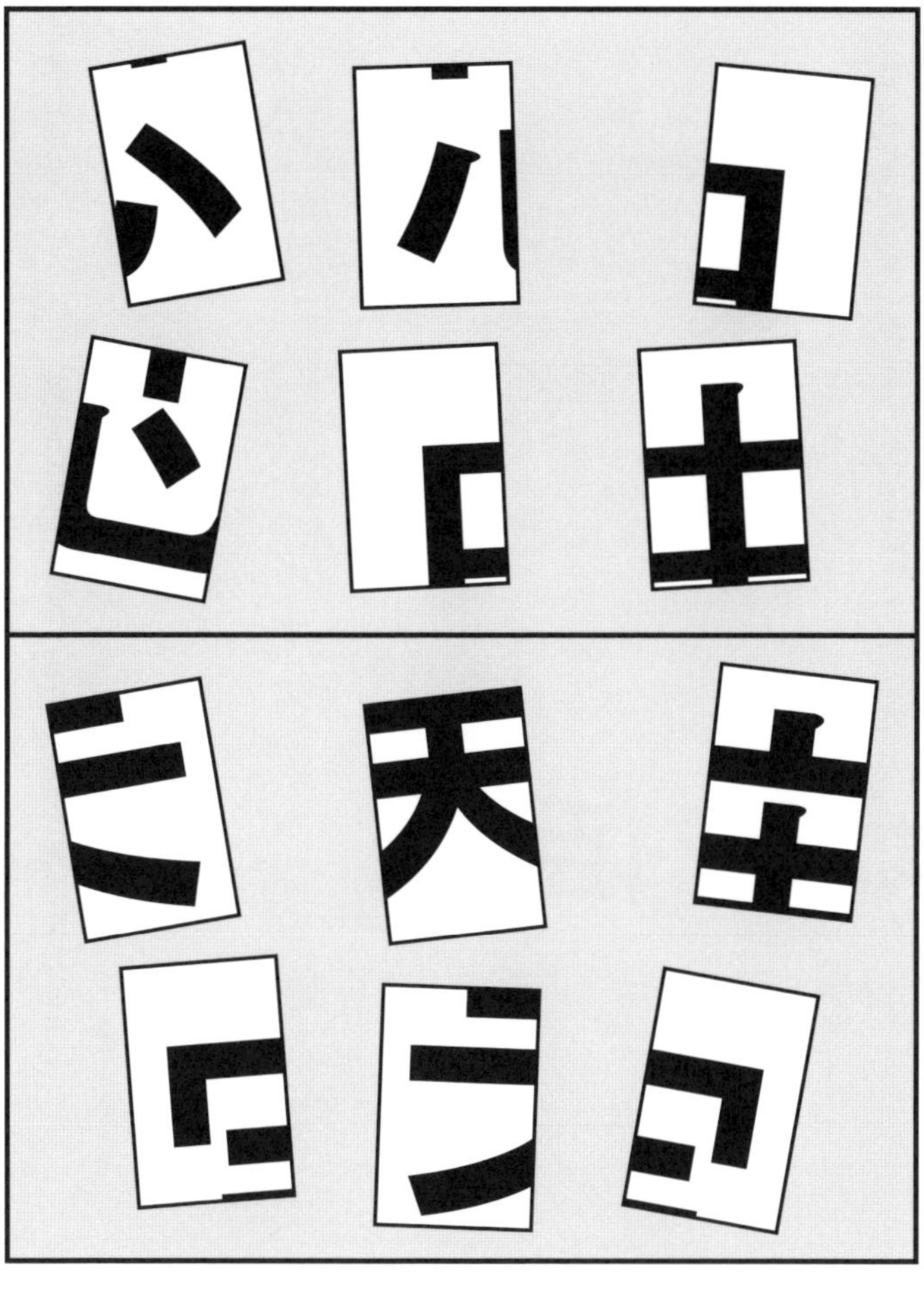

【解答は180ページ】

月　日

開始　時　分　秒
終了　時　分　秒
所要時間　分　秒

123日目

川島隆太教授から
4カ月が過ぎましたね。パズルを解くことが楽しい習慣になっていますか？

間違い探し

難易度★☆☆

次の文中に間違った漢字が1字ずつあります。
上に間違った漢字を、下に正しい漢字を書きましょう。

×
○

① 固定感念をなくす
② 漢法薬を飲む
③ 消化器管の病気
④ 旅の記行文を書く

同じ部首

難易度★☆☆

3つの□には同じ部首が入ります。
あてはまる部首とその名前を書きましょう。

例題
□寺　□青　□月　日（ひへん）

□豕　□女　□佰

□（　　　）

【解答は180ページ】

月　日	開始　時　分　秒 終了　時　分　秒	所要時間　分　秒

124日目

漢字の式

難易度★☆☆

漢字の部品を足したり引いたりしてできる2文字の熟語は何でしょう？

例題
女＋女＋市＋未＝姉妹

①言＋糸＋充＋十＝□□

②己＋音＋日＋言＝□□

十字パズル

難易度★☆☆

真ん中の□に漢字を入れて、上下左右に4個、熟語ができるようにしましょう。

例題
登↓山、裏→山→道、山↓上

①
資↓□
取→□→木
□↓料

②
過↓□
感→□→変
□↓流

【解答は180ページ】

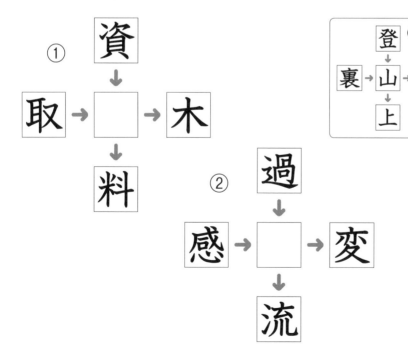

家族と住んでいる人は、週末だけでも家事をみんなで分担しましょう。分担を話し合うだけでも脳は活性化します。

月　日

開始　時　分　秒

終了　時　分　秒

所要時間　分　秒

125日目

間違い探し

難易度★☆☆

次の文中に間違った漢字が1字ずつあります。上に間違った漢字を、下に正しい漢字を書きましょう。

×　○

① 今年の夏は異状気象だ　□→□

② 映画を製作する　□→□

③ 寺で修業する　□→□

④ 勝負に破れる　□→□

熟語しりとり

難易度★☆☆

二字熟語のしりとりです。あてはまる漢字を□に書きましょう。

例題　先→生→活→動→力

① 暗→□→数→□→問

② 合→□→画→□→庭

【解答は180ページ】

家族や友人と一緒にこの本に取り組んでいる人は、お互いの状況を報告しあうといいですよ。

月　日

開始　時　分　秒

終了　時　分　秒

所要時間　分　秒

126日目

漢字の式

難易度 ★☆☆

漢字の部品を足したり引いたりしてできる2文字の熟語は何でしょう？

例題

女＋女＋市＋未＝姉妹

① 色＋文＋糸＋寸＝□□

② 少＋米＋唐＋石＝□□

十字パズル

難易度 ★☆☆

真ん中の□に漢字を入れて、上下左右に4個、熟語ができるようにしましょう。

例題

登→山、裏→山→道、山→上

① 性→□、本→□→屋、□→問

② 関→□、常→□→休、□→続

【解答は180ページ】

月　日

開始　時　分　秒
終了　時　分　秒

所要時間　分　秒

127日目

川島隆太教授から

睡眠のリズムが乱れると免疫機能が低下し、ひどくなると脳がひきこもり状態になってしまうことがわかっています。

反対の意味

難易度 ★☆☆

上にある語の反対の意味になる漢字を□に書きましょう。

① 高温 ↕ □温

② 前者 ↕ □者

③ 現実 ↕ 理□

④ 好調 ↕ □調

書き順パズル

難易度 ★☆☆

漢字の書き順が左から右に書いてあります。それぞれ何の字でしょう？

例題

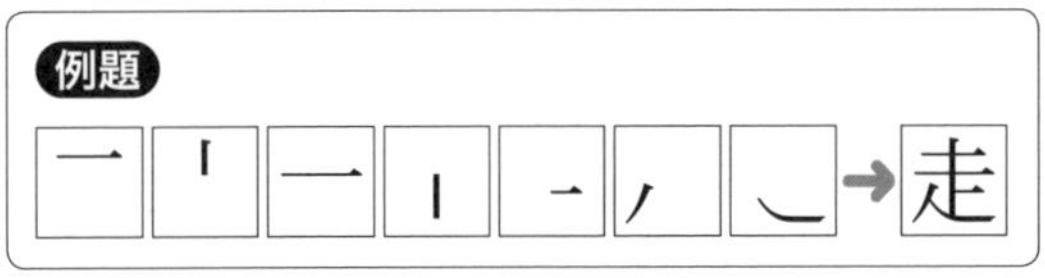

①

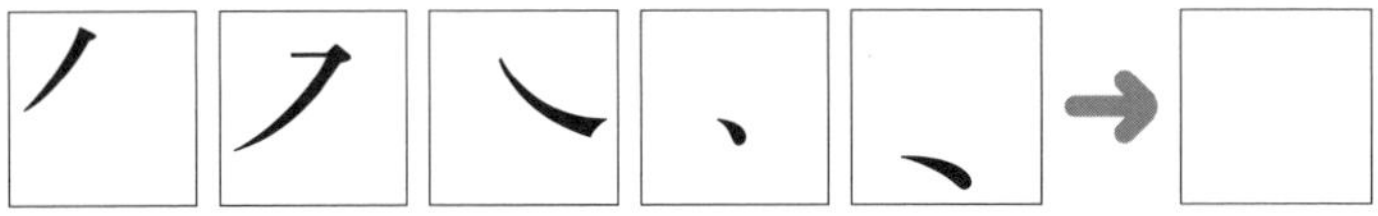

②

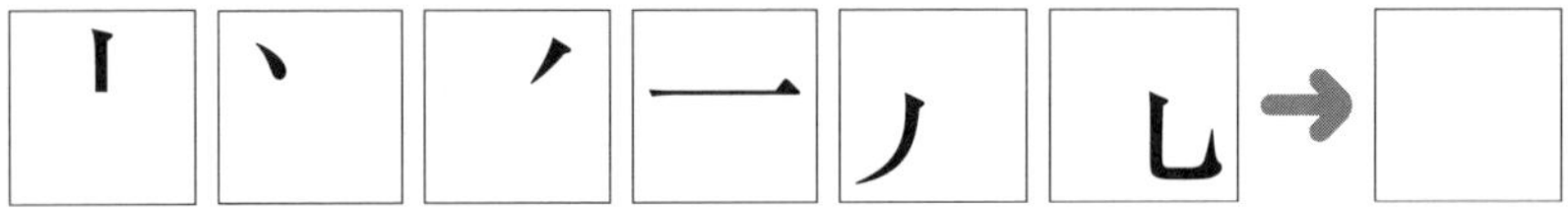

【解答は180ページ】

月 日	開始 時 分 秒 / 終了 時 分 秒	所要時間 分 秒

128日目

漢字合わせ札

難易度★☆☆

2文字の熟語を、それぞれ6つに切ってバラバラにしました。元の熟語は何でしょう？

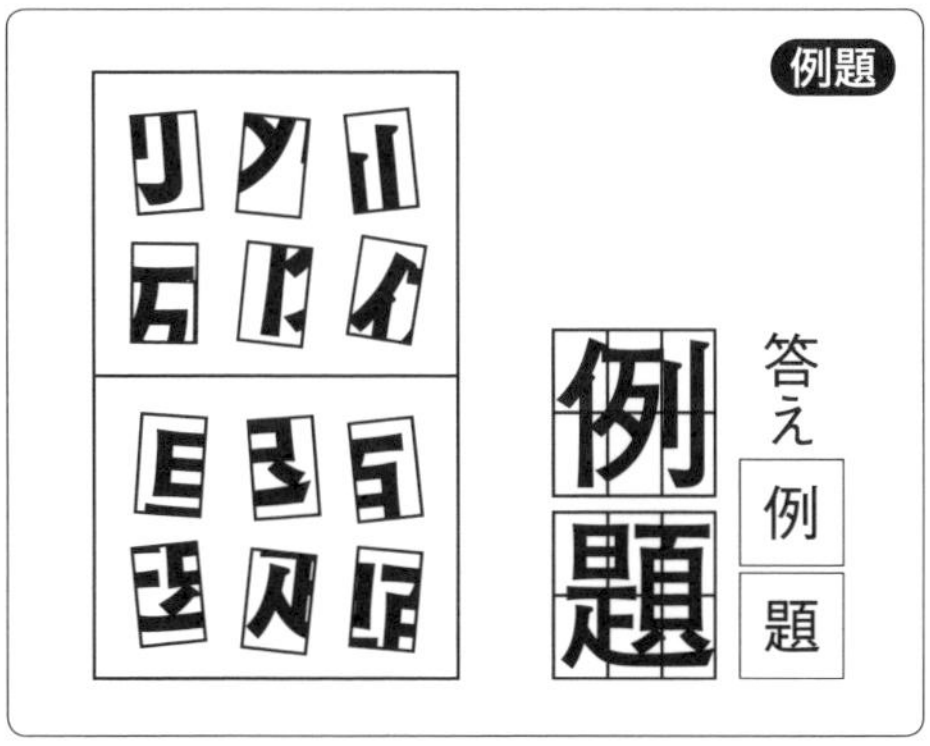

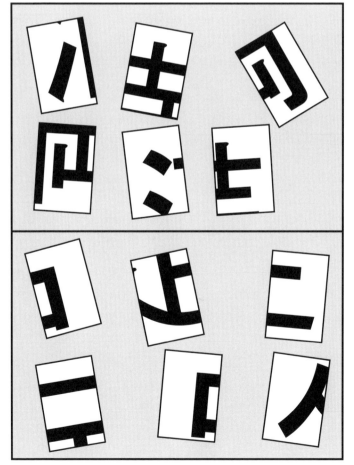

川島隆太教授から

適度に休息を楽しむことも大切。メリハリのある生活が脳の健康にいいのです。

【解答は180ページ】

129日目

川島隆太教授から

継続することは大切ですが、じつはとても難しいのです。なぜなら、脳はラクなほうを選ぶのが好きだからです。

――の漢字の読みと、□にあてはまる漢字を書きましょう。

① 羨ましい
② 親戚のおじさん
③ 憧れの選手
④ 時代を遡る
⑤ 謎の人物
⑥ □□□（ほ・にゅう・るい）
⑦ 鉛筆の□（しん）
⑧ □□（あい・さつ）をする
⑨ □□□（くま・もと・けん）
⑩ □□□（いばら・き・けん）

四字熟語

難易度 ★☆☆

次の意味に合う四字熟語を□に書き入れましょう。

① おごり高ぶって礼儀に外れていること
□□□□（ごう・がん・ふ・そん）

② 言うことや考えがでたらめなこと
□□□□（こう・とう・む・けい）

【解答は181ページ】

月　日

開始
時　分　秒

終了
時　分　秒

所要時間
分　秒

130日目

バラバラ読みがな

難易度★★☆

4つの漢字の訓読み（送りがなはありません）を、バラバラにして混ぜてしまいました。今、3つの漢字がわかっていますが、残る1つの漢字が何かあてててください。なお、読みがなの文字はそれぞれ1回ずつしか使えません。

●読みがな

かかすずだつ
ななはみり

●わかっている漢字

裸　綱　鈴

□

【解答は181ページ】

131日目

川島隆太教授から

友人や同僚と井戸端会議をすることも脳を活発に働かせます。おおいにしゃべりましょう。

間違い探し

難易度 ★☆☆

次の文中に間違った漢字が1字ずつあります。上に間違った漢字を、下に正しい漢字を書きましょう。

① 消防所

② 最後に逆点する

③ 気安めにすぎない

④ 急援活動を行う

×（上）→ ○（下）

書き順パズル

難易度 ★☆☆

漢字の書き順が左から右に書いてあります。それぞれ何の字でしょう？

例題

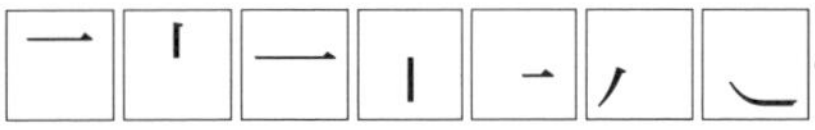

→ 走

①

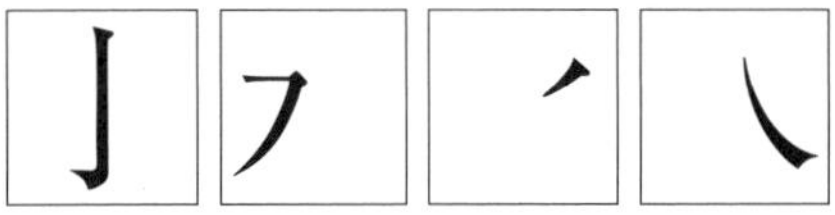

②

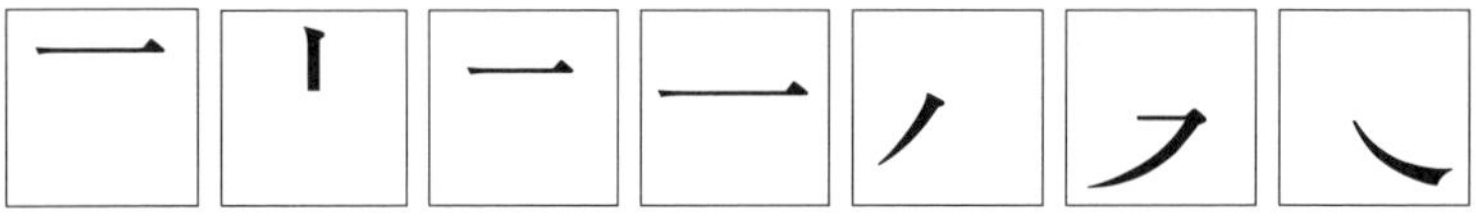

【解答は181ページ】

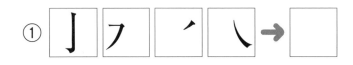

月　日

開始　時　分　秒

終了　時　分　秒

所要時間　分　秒

漢字合わせ札

難易度★☆☆

2文字の熟語を、それぞれ4つに切ってバラバラにしました。元の熟語は何でしょう？

例題

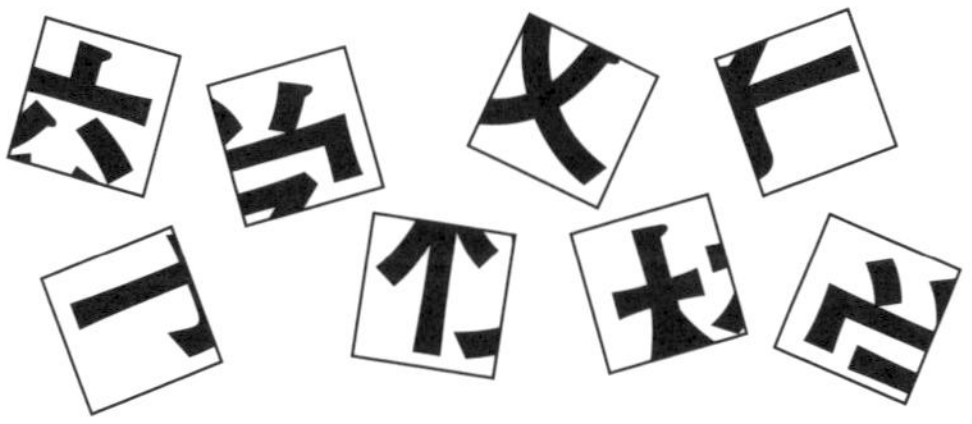

学校

答え 学 校

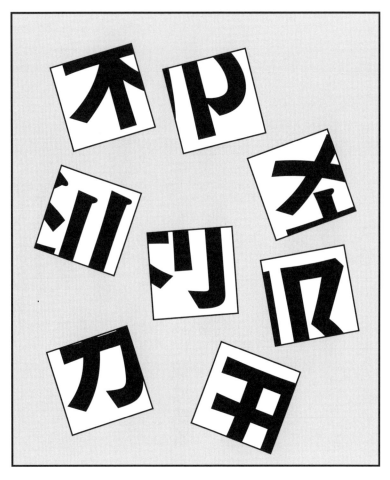

川島隆太教授から

音楽を聴きながら手や足でリズムをとってしまうことはありませんか？　そんなときはおもに右脳の前頭前野が働いています。

【解答は181ページ】

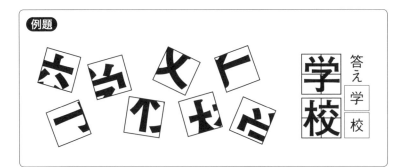

名作文学をたくさん読みましょう。名作には人の心を打つ力があり、想像力を豊かにしてくれます。

月　　日

開始　時　分　秒
終了　時　分　秒
所要時間　分　秒

133日目

――の漢字の読みと、□にあてはまる漢字を書きましょう。

① 蓋をしめる
② 計画が頓挫する
③ 相手を罵倒する
④ 証拠を隠蔽する
⑤ 肘をつく
⑥ □（つめ）を切る
⑦ 親子□（どんぶり）
⑧ 屋根□（がわら）
⑨ □□□（おかやまけん）
⑩ □□□（とちぎけん）

名作文学

難易度★☆☆

次は名作文学の作品名です。□に入る漢字を選びましょう。

膝　瞳　枕　誰

① 「□がために鐘は鳴る」（アーネスト・ヘミングウェイ）
② 「東海道中□栗毛」（十返舎一九）
③ 「草□」（夏目漱石）
④ 「二十四の□」（壺井栄）

【解答は181ページ】

月　日

開始
時　分　秒
終了
時　分　秒

所要時間
分　秒

134日目

間違い探し

難易度★☆☆

次の文中に間違った漢字が1字ずつあります。
上に間違った漢字を、下に正しい漢字を書きましょう。

×
○

① 野性動物の保護
② 必至に勉強する
③ 幼小時代の思い出
④ 電車と平行して走る

熟語しりとり

難易度★☆☆

二字熟語のしりとりです。
あてはまる漢字を□に書きましょう。

例題
先→生→活→動→力

① 正→□→認→□→別

② 所→□→名→□→激

川島隆太教授から

やる気が出ないからといってじっとしていても解決しません。無理をしてもやり始めることで、やる気が出てくるのです。

【解答は181ページ】

月　日

開始　時　分　秒

終了　時　分　秒

所要時間　分　秒

135日目

川島隆太教授から

あいさつはコミュニケーションをスムーズにするためにも大切です。笑顔であいさつして、脳に刺激を与えましょう。

反対の意味

難易度 ★☆☆

上にある語の反対の意味になる漢字を□に書きましょう。

① 長期 ↕ □期

② 新式 ↕ □式

③ 悲観 ↕ □観

④ 複雑 ↕ □単

書き順パズル

難易度 ★☆☆

漢字の書き順が左から右に書いてあります。それぞれ何の字でしょう？

例題

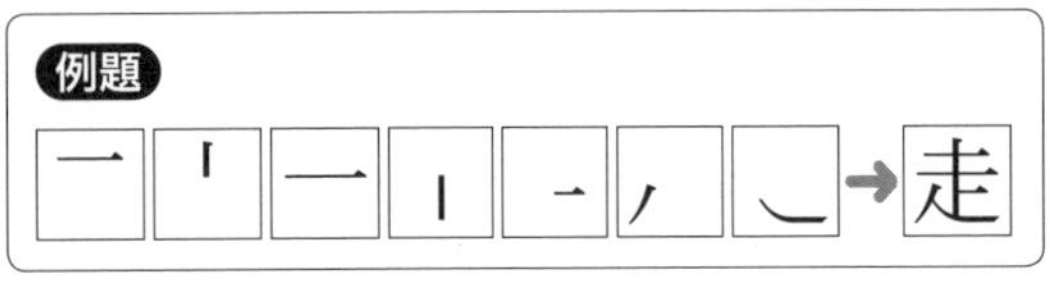

①

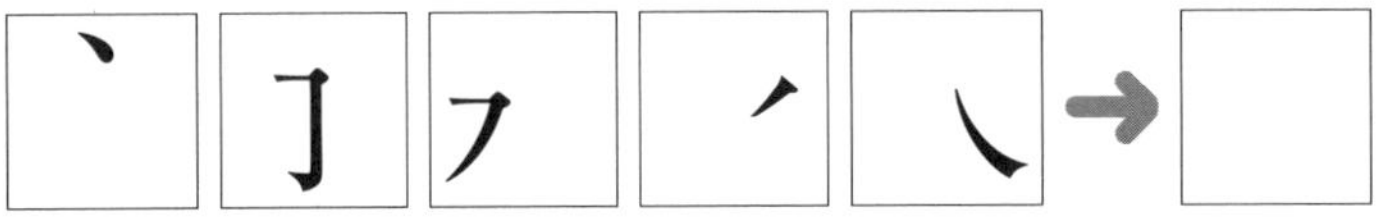

②

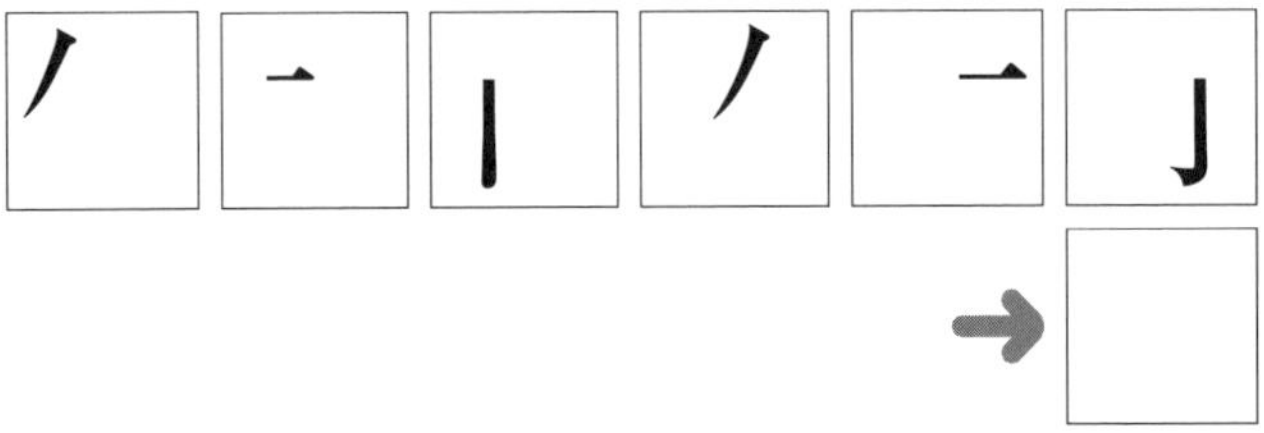

【解答は181ページ】

所要時間　分　秒

開始　時　分　秒

終了　時　分　秒

月　日

——の漢字の読みと、□にあてはまる漢字を書きましょう。

① 広汎な知識（広汎に傍線）

② 蔑んだ目つき（蔑に傍線）

③ 孫を溺愛する（溺愛に傍線）

④ 一旦停止（一旦に傍線）

⑤ 諦めないでやる（諦に傍線）

⑥ □（や）せ我慢

⑦ □（みつ）□（ばち）の巣

⑧ □（しり）□（もち）をつく

⑨ □（な）□（ら）□（けん）

⑩ □（え）□（ひめ）□（けん）

熟語ライン

難易度 ★☆☆

散らばった漢字を直線で結んで①から⑤の熟語をつくります。どのカードも一度しか使えません。カード同士を結んだ線が他と交わらない熟語を漢字で書きましょう。

①ヒコウ
②ヒジョウ
③ジョウニン
④キョシキ
⑤ジュウキョ

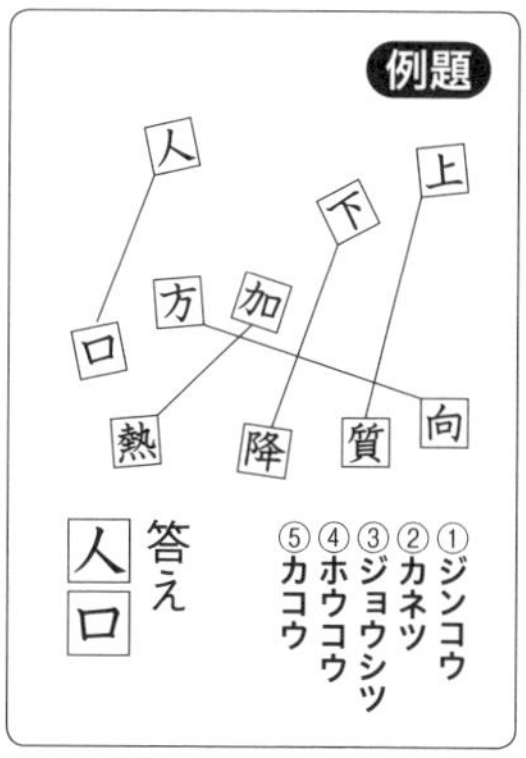

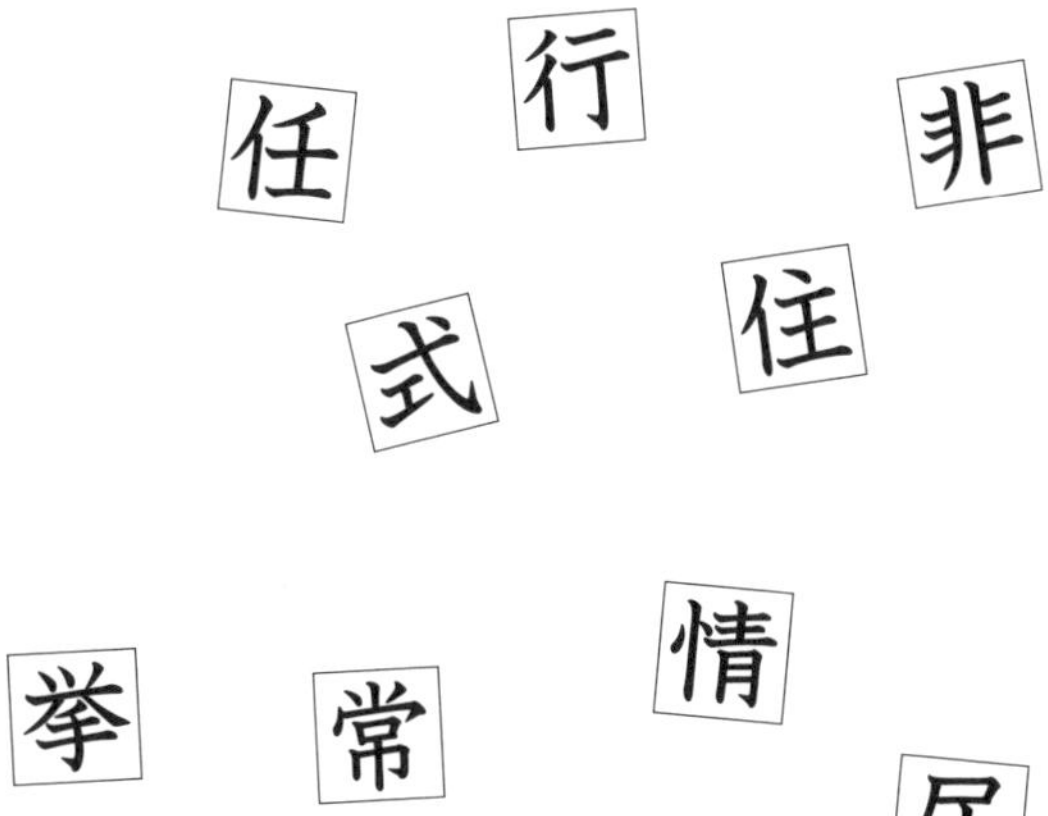

□
□

川島隆太教授から

囲碁や将棋などは脳を活性化させますが、おもしろいことにオセロやチェスなどではあまり活性化しません。

【解答は182ページ】

月　日

開始　時　分　秒

終了　時　分　秒

所要時間　分　秒

137日目

川島隆太教授から

メールよりも手書きのほうが脳はたくさん働きます。ときには手書きの手紙を出すといいですよ。

書き順パズル

難易度 ★☆☆

漢字の書き順が左から右に書いてあります。それぞれ何の字でしょう？

例題

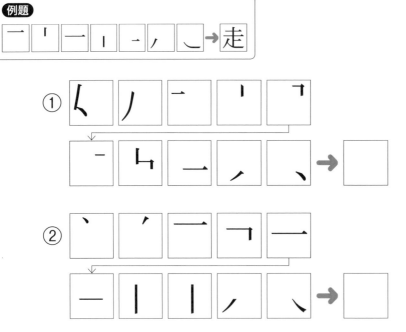

①

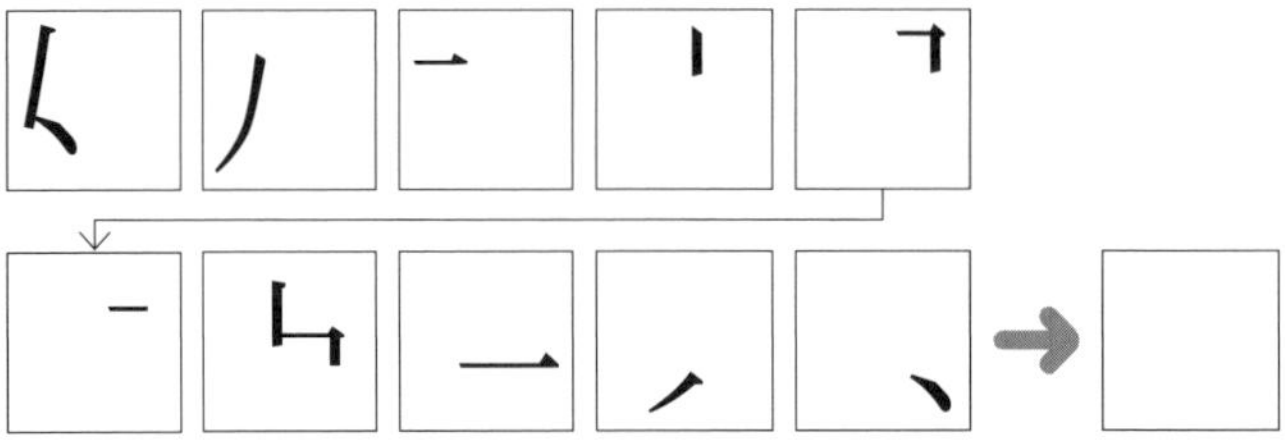

②

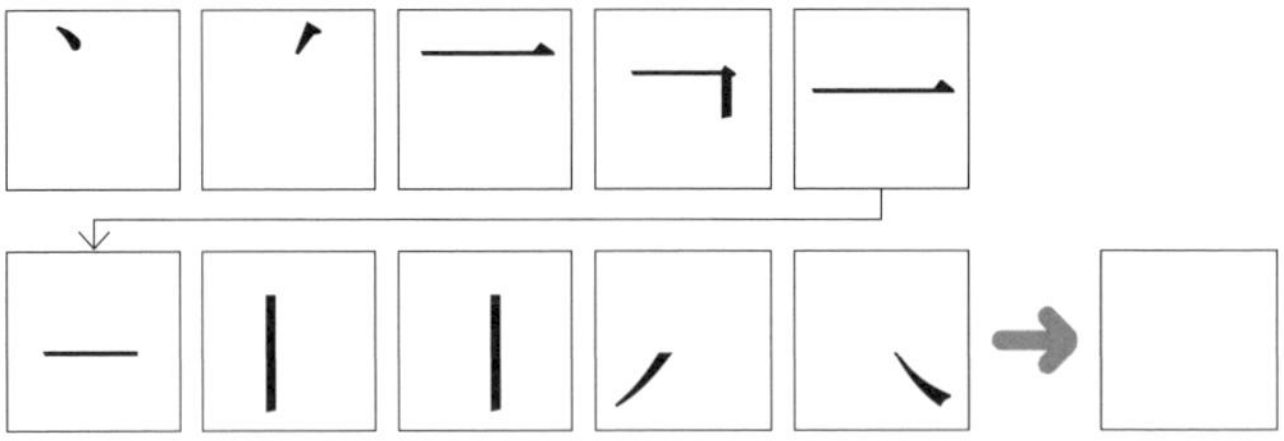

ことわざ

難易度 ★☆☆

次の意味に合う漢字を□に書き入れて、ことわざを完成させましょう。

① 大きな事が起ころうとする前に一時的に訪れる、不気味に静かな状態のこと

□の前の静けさ

② 寿命が長くめでたいこと

□は千年 □は万年

【解答は182ページ】

電話で人と話すときは、声の調子から相手の表情などをイメージしながら話すといいですよ。

月　　日

開始　　時　　分　　秒

終了　　時　　分　　秒

所要時間　　分　　秒

138日目

ミニクロ

難易度★☆☆

小さい漢字クロスワードです。
ヒントにあてはまる答えを漢字で書きましょう。

①

1	3
2	

ヨコの1　県庁所在地は甲府市です

ヨコの2　キュウリやピーマンなどを育てる畑。家庭 ——

タテの1　ワラビやゼンマイなど

タテの3　歌舞伎役者の世界のことを、
あるフルーツの木がある庭に
たとえてこういいます

②

1	3
2	

ヨコの1　骨と骨のあいだにある連結部。—— 技

ヨコの2　よその方向を見ること。
—— も振らず勉強する

タテの1　相撲で、小結のひとつ上の位

タテの3　ものごとの区切りの部分。
人生の —— といえば、卒業、成人、結婚などなど

【解答は182ページ】

139日目

月　日

開始　時　分　秒

終了　時　分　秒

所要時間　分　秒

川島隆太教授から

知らないことを調べるのはよいことですが、その分野に詳しい人に話を聞くことも脳を活性化させます。

間違い探し

難易度 ★☆☆

次の文中に間違った漢字が1字ずつあります。上に間違った漢字を、下に正しい漢字を書きましょう。

① 家庭訪門

② 水分を吸集する

③ 売上が絶高調

④ 共調性に欠ける

×　□　□　□　□

↓

○　□　□　□　□

書き順パズル

難易度 ★☆☆

漢字の書き順が左から右に書いてあります。それぞれ何の字でしょう？

例題

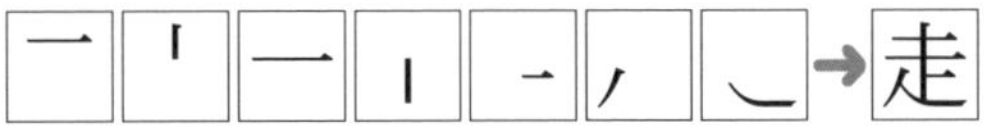

①

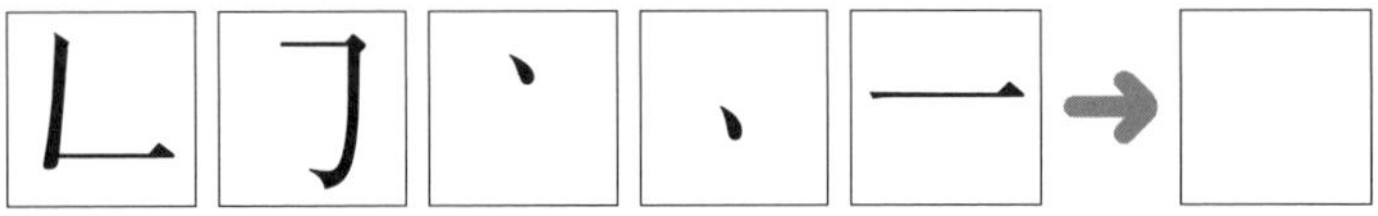

②

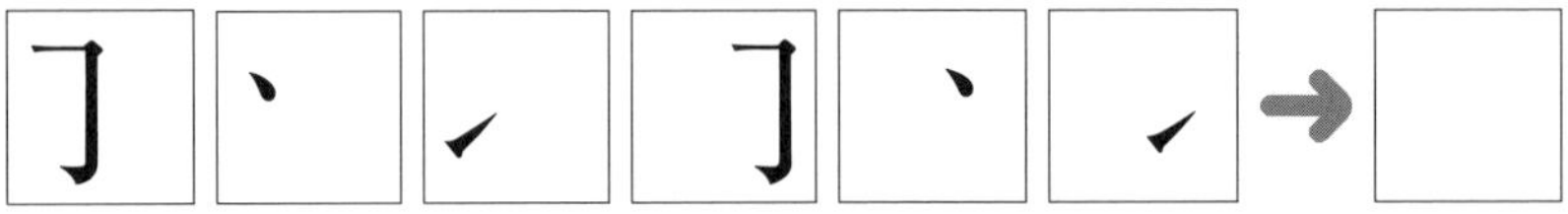

【解答は182ページ】

月　日

開始　時　分　秒

終了　時　分　秒

所要時間　分　秒

140日目

川島隆太教授から

残り10日です！　あともうひと息ですね。昨日までのページを見返してみましょう。

漢字しりとり迷路

難易度★★☆

➡からスタートして、漢字を正しく読みながらしりとりで進み、右側のどれかに出てください。進む方向はタテかヨコのみです。「じ」で終わったら「じ・じゃ・じゅ・じょ」のどれにでも進めます。「しょ」で終わったら「よ」に進めますが、「し」や「しょ」には進めません。

進み方の例

※送りがなは読みません。

入→一→町→上
（はい）（いち）（ちょう）（うえ）

籠	麺	嵐	椎	茨	➡①
阪	亀	牙	瞳	蜜	➡②
➡餌	芯	柿	眉	虹	➡③
柵	串	鹿	釜	枕	➡④
熊	股	瓦	崖	桁	➡⑤

【解答は182ページ】

川島隆太教授から
毎日の成果を目で確認することでやる気が出てきますよ。

――の漢字の読みと、
□にあてはまる漢字を書きましょう。

① 顔が綻ぶ
② 僧侶の読経
③ 親睦を深める
④ 曖昧な返事
⑤ 瑠璃色
⑥ □（かぎ）をかける
⑦ □□（ふろ）に入る
⑧ 寄せ□（なべ）
⑨ □（わ）き水
⑩ □□□（さいたまけん）

間違い探し

難易度★☆☆

次の文中に間違った漢字が1字ずつあります。
上に間違った漢字を、
下に正しい漢字を書きましょう。

×
○

① 恩師に当てた手紙
② 憶病な性格の犬
③ 社長自ら採配を振るった
④ 年をとると涙線がゆるむ

【解答は182ページ】

川島隆太教授から

おとといの昼食は何を食べましたか？　思い出してみましょう。

月 日	開始　時　分　秒 終了　時　分　秒	所要時間　分　秒

142日目

反対の意味

難易度 ★☆☆

上にある語の反対の意味になる漢字を□に書きましょう。

① 寒色 ↕ □色

② 送信 ↕ □信

③ 可決 ↕ □決

④ 危険 ↕ □全

書き順パズル

難易度 ★☆☆

漢字の書き順が左から右に書いてあります。それぞれ何の字でしょう？

例題

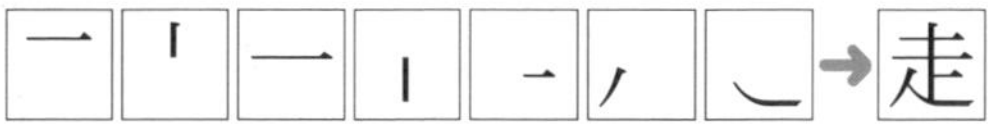

①

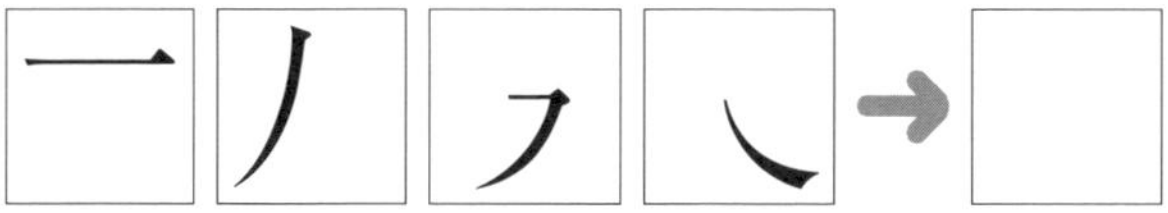

②

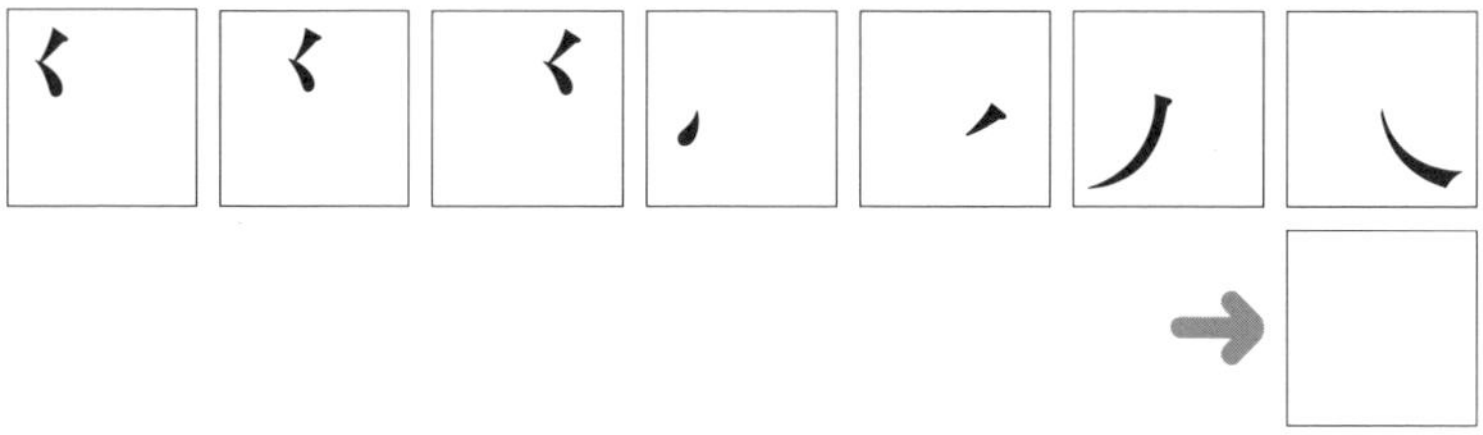

【解答は183ページ】

月　日

開始　時　分　秒

終了　時　分　秒

所要時間　分　秒

143日目

川島隆太教授から

運動しているときは、脳のいろいろな場所が働いています。複雑な運動ほど、脳の活動範囲は広がります。

十字パズル

難易度★☆☆

真ん中の□に漢字を入れて、上下左右に4個、熟語ができるようにしましょう。

例題

登→山→上（縦）
裏→山→道（横）

①
密→□→犬（縦）
大→□→師（横）

②
支→□→助（縦）
応→□→軍（横）

漢字の式

難易度★★☆

漢字の部品を足したり引いたりしてできる2文字の熟語は何でしょう？

例題

女＋女＋市＋未＝姉妹

① 丸＋心＋幸＋今＝□□

② 叩＋法＋駄＋有－汰－右＝□□

【解答は183ページ】

月　日

開始　時　分　秒

終了　時　分　秒

所要時間　分　秒

間違い探し

難易度★☆☆

次の文中に間違った漢字が1字ずつあります。
上に間違った漢字を、下に正しい漢字を書きましょう。

×
○

① 最限なく続く大地

② 気転をきかす

③ 計画がご破産になる

④ 根情でやり通す

書き順パズル

難易度★☆☆

漢字の書き順が左から右に書いてあります。
それぞれ何の字でしょう？

例題

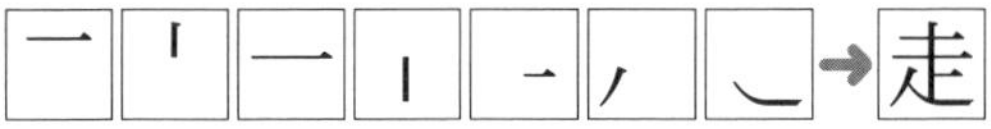

①

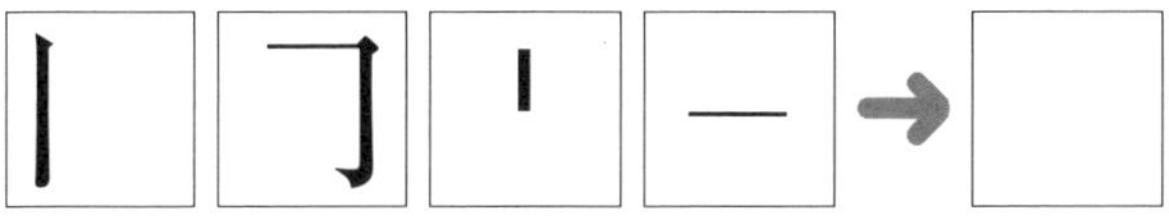

②

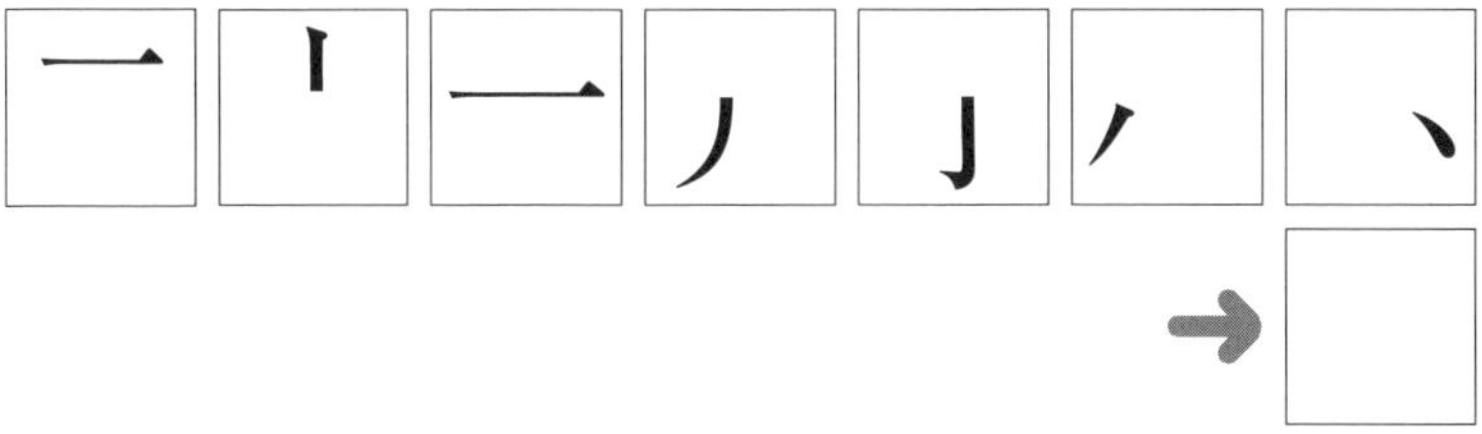

川島隆太教授から

半年間、語学の学習を一生懸命行うと、とくに言葉を扱う左脳の前頭前野が集中的に鍛えられます。

【解答は183ページ】

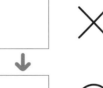

川島隆太教授から
野菜や果物は、皮むき器を使わず包丁で皮をむくと、脳がたくさん働きます。

——の漢字の読みと、□にあてはまる漢字を書きましょう。

① 羞恥心
② 山の麓
③ 語彙を増やす
④ スカートの裾
⑤ 優勝を狙う
⑥ □（くつ）を履く
⑦ □（くし）焼き
⑧ □□□（おお さか ふ）
⑨ □□□（ぎ ふ けん）
⑩ □□□（やま なし けん）

同じ部首

難易度 ★☆☆

4つの□には同じ部首が入ります。あてはまる部首とその名前を書きましょう。

例題
□寺　□青　□月　□翟　日（ひへん）

□重　臤□　关□　□桼

□（　　　）

【解答は183ページ】

146日目

月　日

開始　時　分　秒

終了　時　分　秒

所要時間　分　秒

漢字シークワーズ

難易度★★★

ヒントにあてはまる熟語を全部探しましょう。熟語は↓↑→←↗↙↘↖の8方向のどれかでまっすぐ読めるように入っています。ヒントの最後についている数字は、漢字で書いたときの熟語の文字数です。

例題

公	義	歯
共	久	科
永	学	医

◇はえかわらない大人の歯③
◇社会一般。── 心②
◇「化」じゃないほうの「かがく」②
◇「いれば」とも言います②
◇男女いっしょに勉強します②
◇むしばを治してくれます③

答え

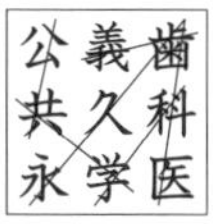

瓦	煎	餅	隙	律
茶	唾	眉	間	呂
色	算	目	風	長
臼	牙	亀	采	岡
脱	歯	象	鶴	京

◇香川県高松市などの名物菓子。小麦粉や砂糖、卵で作り、屋根の材料に使われているものの形をしています③
◇薄いクリーム色。アイボリーとも③
◇個体数の合計と足の本数の合計から、足が2本の鳥と4本の動物がそれぞれ何羽、何匹いるか答える算数の問題③
◇窓と桟のあいだからぴゅーぴゅー吹き込んできます③
◇西暦784年から794年まで日本の首都だった地。現在も京都府の市の名前に残っています③
◇本当かどうか疑うこと。もとは狐に化かされないためのおまじないです②
◇額の中央。── にしわを寄せる②
◇たわいもないと無視することを「── にもかけない」といいます②
◇言葉の調子のこと。酒に酔っぱらうと回らなくなります②
◇犬歯よりも奥にはえています②
◇人の見かけの姿のこと。── が上がらない②
◇山形県北西部、庄内平野南部に位置する市。だだちゃ豆で有名②
◇ガラパゴス諸島などに生息しているリクガメ科の生物。大きいものでは1メートルを超えます②
◇本来つながっているべき骨どうしがずれて外れてしまうこと②
◇黒を帯びた赤黄。ブラウンとも②
◇狭義では、番茶より高級で、玉露より低級とされることが多い②
◇見積もり。もくろみ。── が外れる②
◇顔立ちのこと。── 秀麗②
◇水　砂　露天　蒸し　五右衛門②

川島隆太教授から

音読のほうが効果的ですが、1日5分の黙読でも脳が鍛えられ記憶力がアップします。

【解答は183ページ】

月　日

開始
時　分　秒

終了
時　分　秒

所要時間
分　秒

147日目

川島隆太教授から
電車内や喫茶店などで人の会話に集中して耳をすますと、脳のトレーニングになります。

タイポグラフィック・クロス

難易度★★★

文字たちがジェスチャーをしているかのように、さまざまな形をつくっています。それが何の言葉を表しているか推測し、さらに、その言葉をはめ込んでクロスワードを完成させます。想像力が問われるパズルです。

■ルール

1. 左の文字たちが表している言葉を推測してください。
2. タテのカギもヨコのカギも、それぞれ番号ごとに1つの言葉になります。
3. わかった言葉を盤面の対応する数字のマスに入れていき、クロスワードを完成させます。
4. 答えはカタカナで入ります。

●パズルを解くヒント!
タテのカギとヨコのカギに対応する言葉の文字数を盤面から割り出し、頭に入れておくと便利です。

1	6	9	■	13	16	20
2			11	■	17	
	■	10				■
3	7	■		■	18	21
■	8			14	■	
4		■	12		19	
5			■	15		

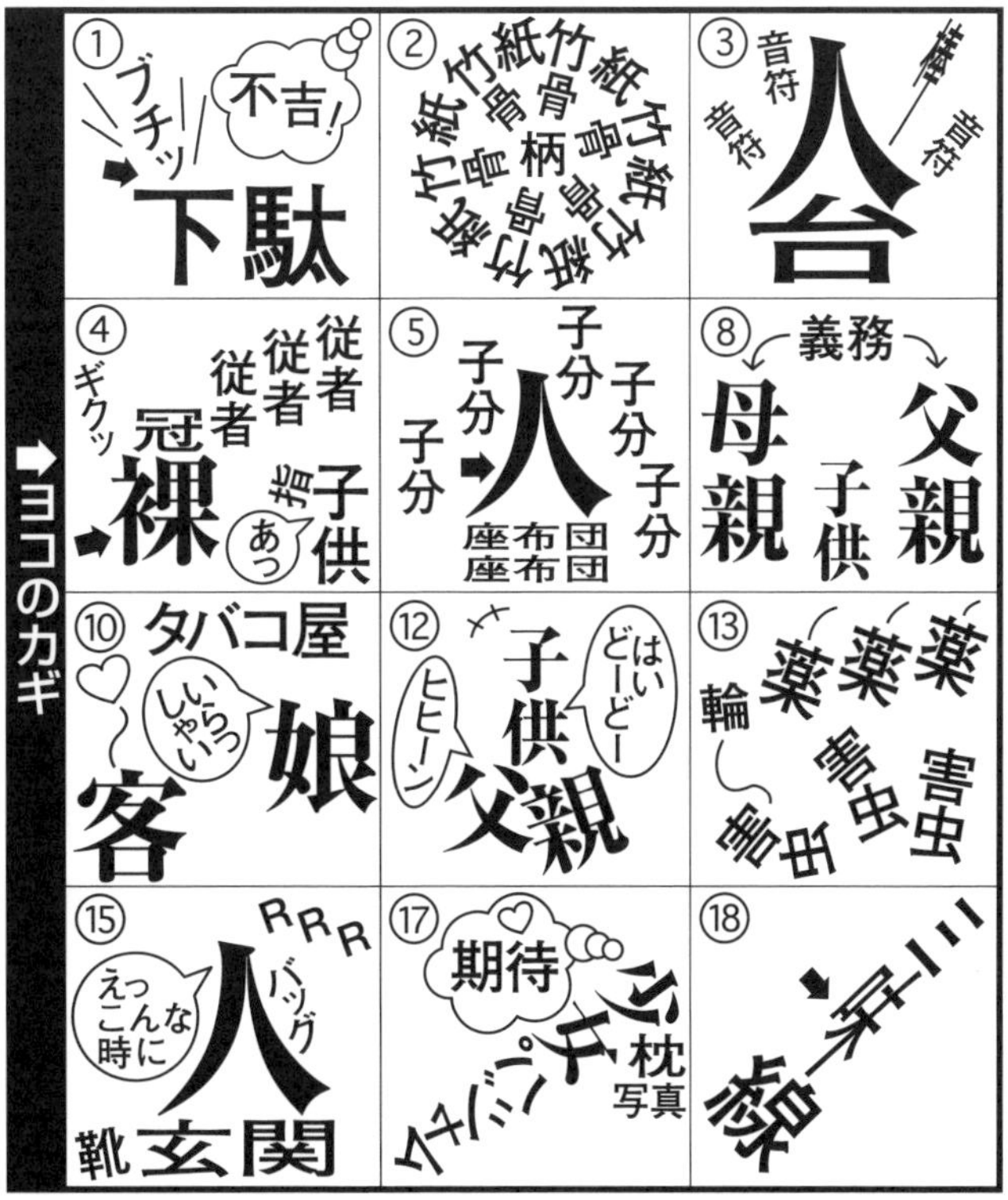
ヨコのカギ
①
ブチッ
不吉!
下駄
②
竹紙竹紙竹紙
骨骨骨骨骨
柄
③
音符
人
台
④
従者
ギクッ
冠
裸
子供
あっ
⑤
子分
人
座布団
⑧
義務
母親
子供
父親
⑩
タバコ屋
いらっしゃい
客
娘
⑫
はい どーどー
ヒヒーン
子供
父親
⑬
薬
輪
害虫
⑮
RRR
バッグ
えっこんな時に
人
靴
玄関
⑰
期待
少女
枕
写真
⑱
線

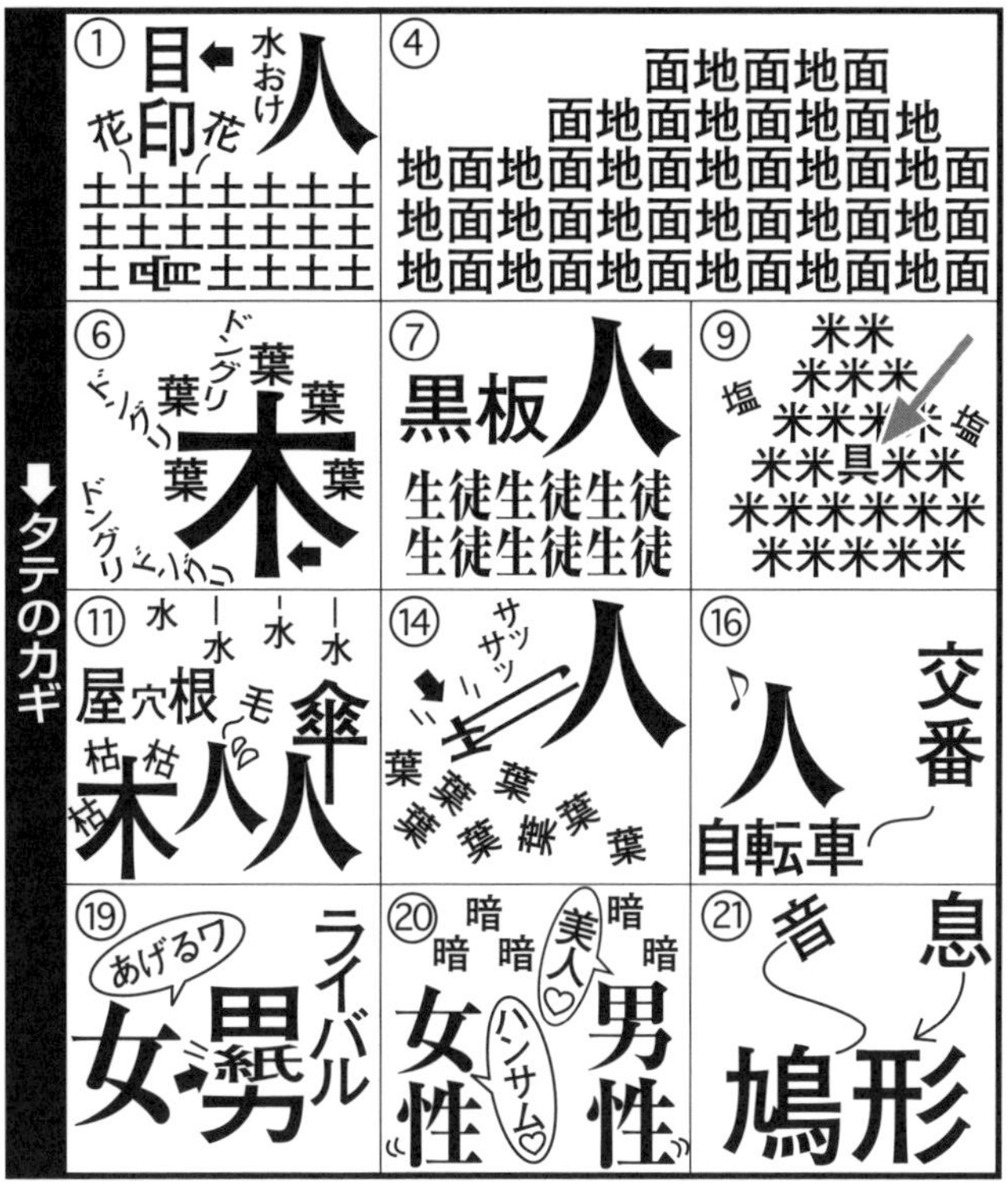
タテのカギ
①
目印
水おけ
人
花
②
土
④
面地面地面
地面地面地面地面地面
⑥
ドングリ
葉
木
⑦
黒板
人
生徒生徒生徒
⑨
米
塩
具
⑪
水
屋
穴
根
毛
枯
木
人
傘
⑭
サッサッ
人
葉
⑯
交番
人
自転車
⑲
あげるワ
ライバル
女
男
⑳
暗
美人
ハンサム
女性
男性
㉑
音
息
鳩
形

【解答は183ページ】

月	日

開始　時　分　秒
終了　時　分　秒
所要時間　分　秒

148日目

川島隆太教授から
どうしても解けないパズルは、別の日に挑戦するとすんなり解けることもありますよ。

漢字しりとり迷路

難易度 ★★★

⬇から入って漢字をしりとりで読んでいき、最下段のどれかに抜けます。進む方向はタテかヨコです。「じ」で終わったら、「じ・じゃ・じゅ・じょ」のどれにでも進めます。「しょ」で終わったら「よ」に進めます。「し」や「しょ」には進めません。濁音と清音はつながりません。旧かなづかいは使いません。

●パズルを解くヒント!
全部ひらがなにするとわかりやすくなります。読めない漢字は辞書で調べてもOKです。

⬇（初雪の列から入る）

時雨	辛夷	海鼠	風花	北風	初雪	狐火	屏風	氷柱	見附	毛皮
連木	倭文	冠履	煙霞	染衣	几帳	管炭	仏閣	供物	槻弓	分葱
牟尼	瑞夢	匹絹	縫殿	野沓	海草	菜蔬	添肴	泣女	兎馬	義塚
荷車	猿	螺鈿	篦口	重目	支人	戯男	投畑	酩酊	食酒	内竹
前廉	銅青	芋版	白籤	妻子	三笠	長君	履践	繰綿	化益	曲瀬
高嶺	弥書	興致	三人	腰文	水菰	没倒	禁鳥	夢	迷霧	仙丹
根輪	生平	濫吹	人体	側杖	里宰	内耗	女夫	利杙	空手	凸
脇方	素肌	斎槻	圦樋	絵衣	額	流鶯	打豆	目蓋	適間	琴歌
炭団	暖炉	埋火	火鉢	囲炉裏	懐炉	炬燵	行火	湯婆	火桶	温石

【解答は184ページ】

月　日

開始
時　分　秒

終了
時　分　秒

所要時間
分　秒

149日目

川島隆太教授から

小さな目標でかまいません。達成感を積み重ねることが大事なのです。

漢字シークワーズ

難易度★★★

指定された文字数の言葉を、指定された数だけ探してください。言葉は↓↑→←↗↙↘↖の8方向のどれかですべて一直線に読めるように入っています。文字は残りません。1つの文字を複数の言葉が共有することもあります。

●パズルを解くヒント！
ひとつの漢字を見るとき、そこから8つの方向に目を向けて、つながりそうな漢字を探してみましょう。

漢字３文字の言葉を22個、４文字の言葉を14個探しましょう。４文字の言葉にすっぽり入ってしまう３文字の言葉は、４文字の言葉として探してください。

街	下	地	紀	気	象	衛	星	話
路	面	電	車	元	手	形	法	会
樹	起	承	転	結	前	量	文	英
葉	意	死	自	事	計	代	公	字
針	馬	制	回	大	時	蒲	未	新
小	心	次	日	生	砂	成	維	聞
棒	猿	如	弥	後	年	治	星	馬
大	来	団	援	応	明	月	桂	冠
委	員	会	正	茸	夜	月	日	三

【解答は184ページ】

漢字はなればなれ

難易度 ★★★

漢字を2つに分けてしまいました。片方は盤面に、もう片方はタテとヨコのピースに入っています。全部のピースを盤面にあてはめて、全部が意味のある熟語になるようにしましょう。ピースの向きを変えてはいけません。1つのマスに2つ以上のピースを重ねて入れるのもダメです。

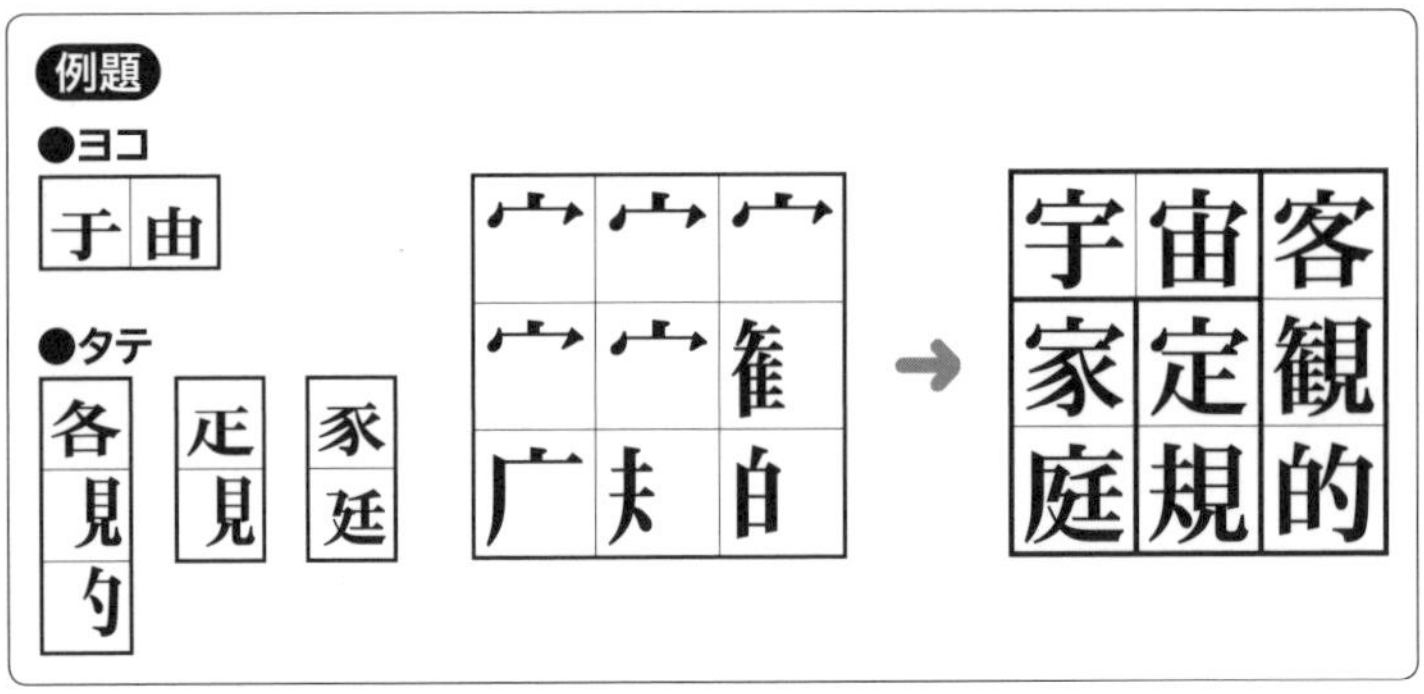

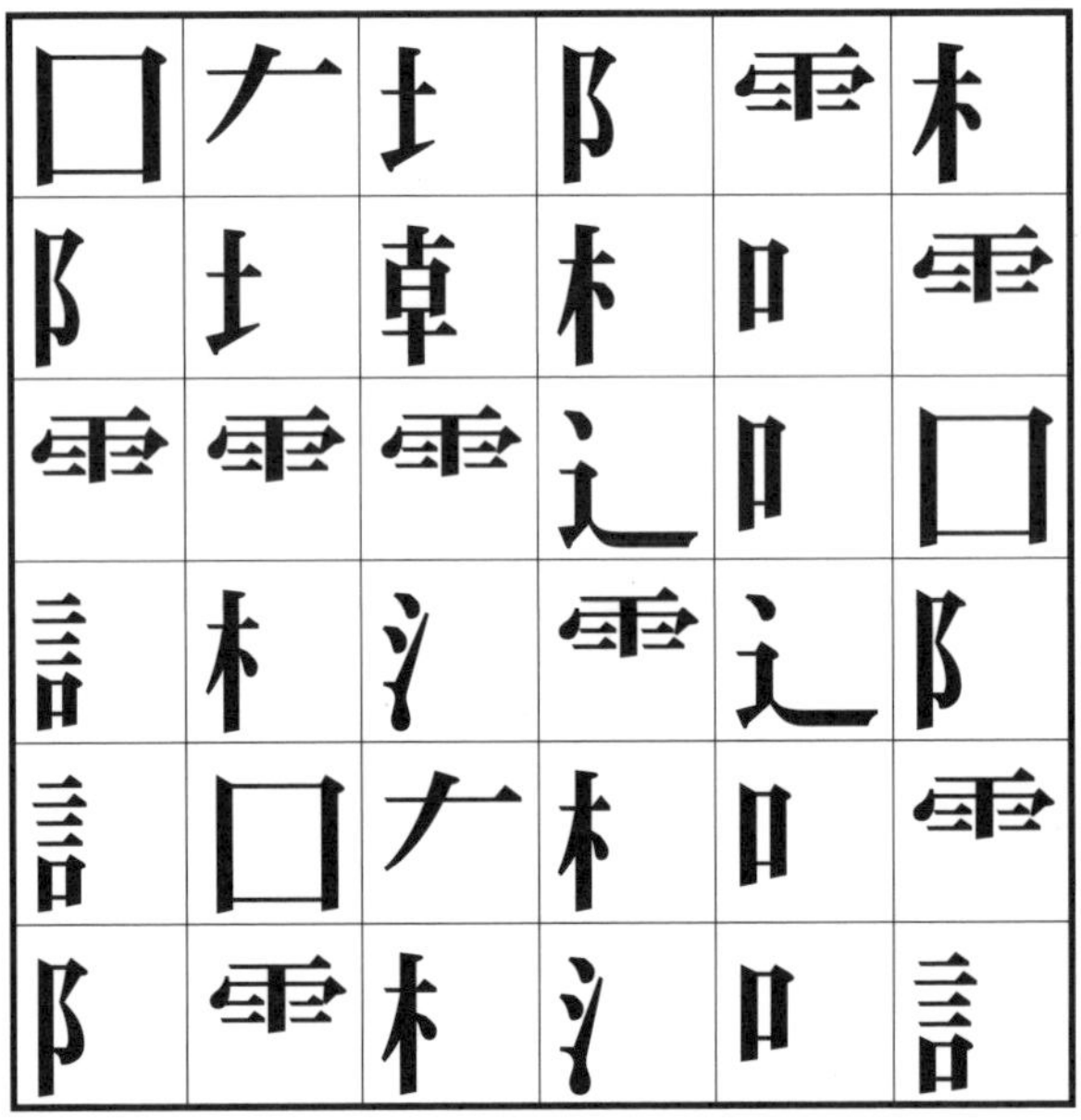

●ヨコ

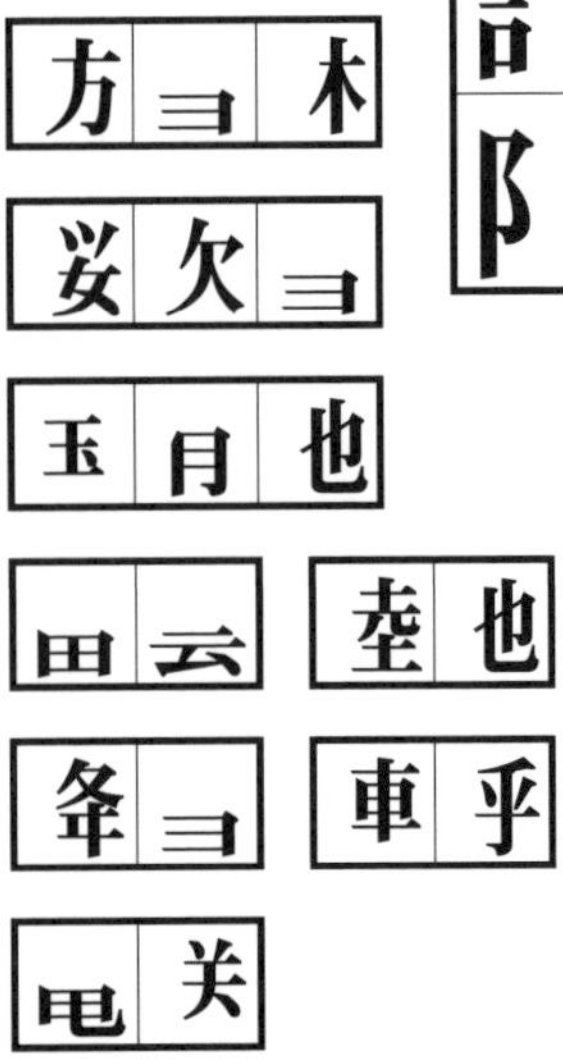

●タテ

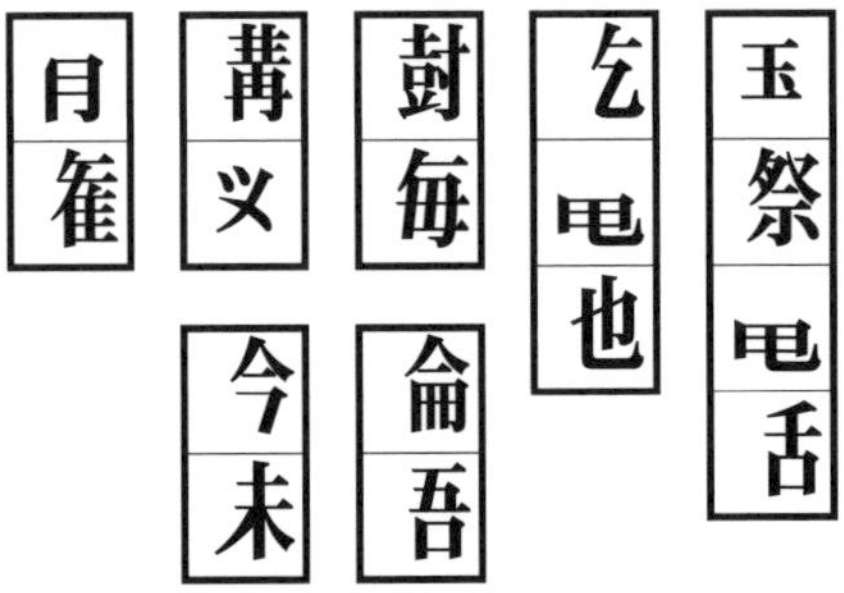

【解答は184ページ】

漢字パズルの成果を試す
脳年齢チェックテスト2

漢字パズルの成果を試すために、脳年齢をチェックしてみましょう。各問題の制限時間をしっかり守ってくださいね。

Q1

右の絵を2分間よく見て覚えましょう。2分たったら本を閉じ、思い出しながら同じ絵をできるだけ正確に描いてください。

絵を描く時間に制限はありません。

（10点×5要素＝50点満点）

得点
点

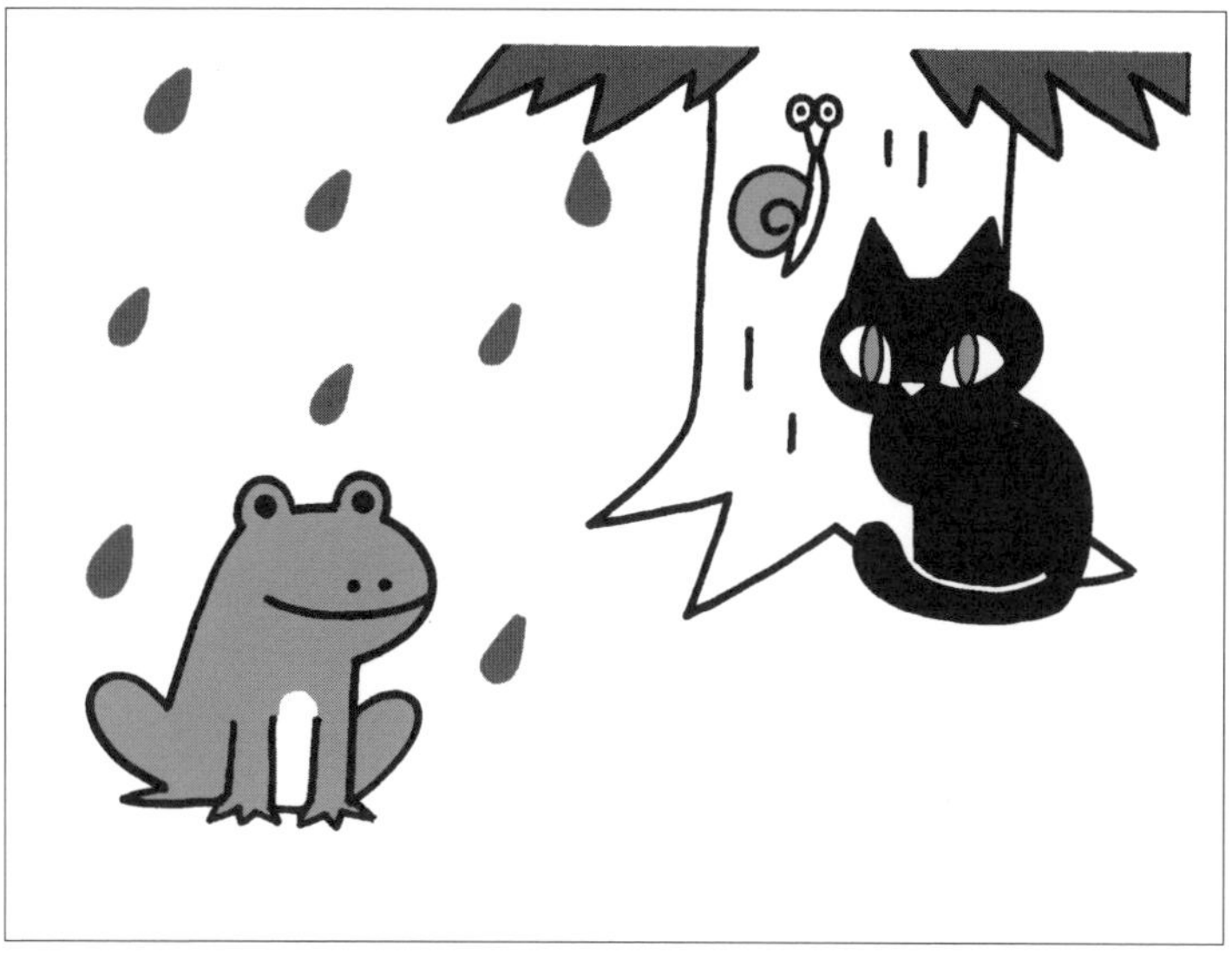

Q2

右上の絵と同じものはいくつありますか？

（制限時間30秒　25点）

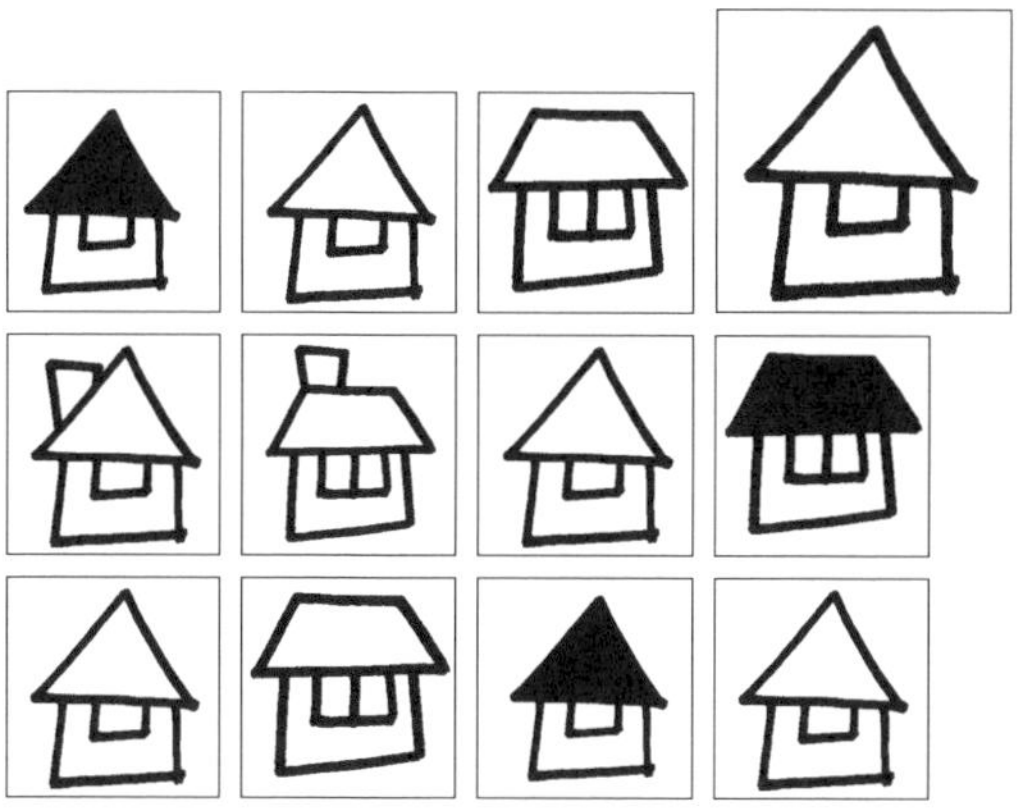

得点
点

Q3

裏返っている文字は、いくつありますか？

（制限時間30秒　25点）

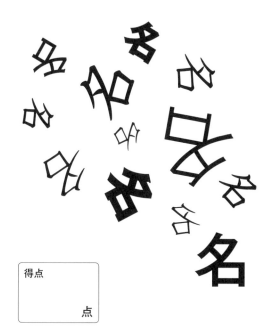

得点
点

【脳年齢チェックテストの解答は185ページ】

あとがき

150日間の漢字パズル、よくがんばりましたね。
おつかれさまでした！
あなたの脳は、以前より確実に鍛えられているはずです。
忘れっぽくなくなった、人の名前がスラスラと出てくる……など、
脳の若返りを実感しているのではありませんか？
これからも、漢字パズルなどのトレーニングを続けて、
若々しい脳を保っていきましょう。

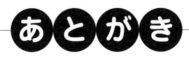

1日目
8ページ

同じ音の漢字
①生・青・セイ　②乗・場・ジョウ

十字パズル
①形　②旗

2日目
9ページ

この絵なんの字
①火　②車　③森

3日目
10ページ

①なまみず　②どそく
③したまち　④ふつか
⑤くうちゅう　⑥目玉
⑦王　⑧赤　⑨金　⑩文

4日目
11ページ

書き順パズル
①
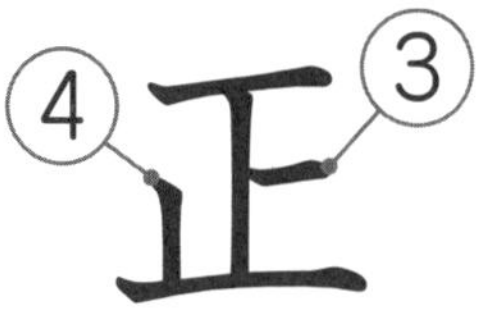

②
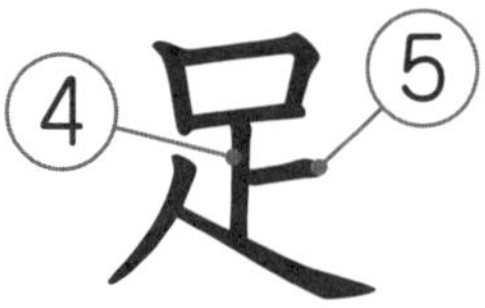

漢字合わせ札
①雨　②字

5日目
12ページ

①い・ばな　②いっき
③なのか　④ちゅう
⑤まる　⑥竹・子　⑦人口
⑧火山　⑨貝　⑩中学校

6日目
13ページ

反対の意味
①下　②女　③右　④小

あぶりだし
山

竹	女	■	小	生
森	右	■	正	出
■	学	■	子	■
■	天	■	虫	■
■	■	■	■	■

7日目
14ページ

①たいぼく　②のぼ
③ここのか　④や
⑤みょうじ　⑥虫　⑦車
⑧森林　⑨犬　⑩見

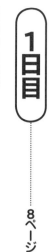

漢数字
①五・三十一
②十一・二十三
③三百七十五
④二千六百四十八

8日目 15ページ

くりぬき
①う（見） ②あ（本） ③う（休）

9日目 16ページ

同じ音の漢字
①軽・計・ケイ
②馬・真・マ

漢字の式
①古城 ②訓話

10日目 17ページ

漢字しりとり迷路
②

①	まち	たま	いし	はな ←
②	ろく	しろ	かい	なか
③	えん	とし	いと	かわ
④	きん	さき	くさ	ひゃく

11日目 18ページ

①りき
②いちなんいちじょ
③とおか ④から
⑤ほんにん ⑥天下 ⑦名人
⑧夕立 ⑨糸 ⑩一目

三字熟語
三日月 小学校（順不同）

12日目 19ページ

この絵なんの字
①雲 ②岩 ③明

13日目 20ページ

①いんりょく ②は
③てぢか ④とお
⑤いちがん ⑥国立
⑦歌手 ⑧計画 ⑨黄色
⑩午前

四字熟語
①公明正大 ②古今東西

14日目 21ページ

漢字合わせ札
①鳴 ②電

15日目 22ページ

漢字の式
①球団 ②総計

十字パズル
①題 ②受

16日目 23ページ

あぶりだし
元

東				数
会	場	書	高	毎
分		夜		交
	答	合		

17日目 24ページ

①つの ②はず
③うおいちば ④せいうん
⑤けんぶん ⑥岩場 ⑦記
⑧里帰 ⑨教科書 ⑩走

反対の意味
①冬 ②西 ③地 ④近

18日目 25ページ

くりぬき
①い（麦） ②あ（頭）
③い（数）

19日目 26ページ

①みずか ②はくし
③こがい ④たいこ
⑤こっこう ⑥今後
⑦当番 ⑧麦 ⑨日光
⑩馬車

20日目 27ページ

ことわざ
①西 ②風

この絵なんの字
①葉 ②相 ③員

21日目 28ページ

①こま ②がんねん
③かたな ④しゅうぶん
⑤しゅんぶん ⑥考
⑦気楽 ⑧弱音 ⑨弓矢
⑩王室

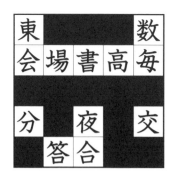

間違い探し

①×大→○多

②×空→○明

③×会→○合

④×小→○少

22日目

29ページ

漢字合わせ札

世界

23日目

30ページ

①つう　②かふう

③はくまい　④もち

⑤なか　⑥多少　⑦親切

⑧鳴　⑨毎朝　⑩売店

同じ部首

言［ごんべん］

24日目

31ページ

漢字しりとり迷路

②

ない	いち	ちょく	くみ	はは	➡①
さかな	なつ	つの	のち	ちち	➡②
➡あさ	さい	いえ	その	あね	➡③
さと	とり	てら	らい	いもうと	➡④
とう	うま	まえ	かお	おとうと	➡⑤

25日目

32ページ

①いえじ　②ね

③しなかず　④ひらおよ

⑤ふ・すう　⑥平和　⑦列島

⑧緑茶　⑨薬局　⑩油田

四字熟語

①起死回生　②日進月歩

26日目

33ページ

ミニクロ

①

商	品
人	物

②

開	始
運	動

27日目

34ページ

①ゆらい　②びょうどう

③ゆう　④じょしゅ　⑤や

⑥中央　⑦地味　⑧昭和

⑨命中　⑩温

反対の意味
①終 ②軽 ③負 ④暗

28日目 35ページ

漢字合わせ札
最良

29日目 36ページ

①あっか ②ひにく
③てっぱん ④そ
⑤いちょう ⑥万年筆
⑦発作 ⑧気配 ⑨世界
⑩投合

ことわざ
①油 ②福

30日目 37ページ

漢字しりとり迷路
①

めん	まめ	めい	いた	たま	➡①
し	しま	さか	かかり	りょう	➡②
➡はし	みや	やく	はたけ	けん	➡③
しき	きみ	みずうみ	ふえ	えき	➡④
りゅう	みどり	きし	しゅ	ゆう	➡⑤

31日目 38ページ

漢字の式
①集配 ②軽油

十字パズル
①素 ②復

32日目 39ページ

この絵なんの字
①象 ②胃 ③唱

33日目 40ページ

①ころ ②やど
③いっちょう ④だかい
⑤みがる ⑥都合 ⑦通帳
⑧注 ⑨決着 ⑩代理

間違い探し
①×帰→○返
②×半→○反
③×命→○名
④×心→○身

34日目

41ページ

漢字合わせ札

規則

35日目

42ページ

①らくご ②まつ ③にが

④かん ⑤おくない

⑥乗客 ⑦拾 ⑧暑中

⑨仕 ⑩対向

同じ部首

氵［さんずい］

36日目

43ページ

ミニクロ

①

未	満
来	月

②

完	全
成	長

37日目

44ページ

①たば ②は

③ぞくしゅつ ④せたいぬし

⑤ちてい ⑥天然 ⑦達成

⑧放置 ⑨前兆 ⑩直径

四字熟語

①完全無欠 ②心機一転

38日目

45ページ

漢字合わせ札

収納

39日目

46ページ

①こころえ ②まとはず

③とっくん ④やぶ

⑤はくし ⑥徒歩

⑦航空機 ⑧器用

⑨熱心 ⑩号令

反対の意味

①悲 ②低 ③浅 ④失

40日目 47ページ

漢字しりとり迷路

④

→①	さん	つかさ	くだ	よく	しん
→②	べん	ころも	よろこ	しょ	しるし
→③	れん	なか	こな	しゃく	めし ←
→④	みん	かがみ	な	くん	しゅう
→⑤	たん	かた	さか	じゅん	うじ

41日目 48ページ

①みずべ　②たよ

③じんぼう　④いさ

⑤りこう　⑥分別　⑦兵士

⑧管理　⑨満足　⑩節約

ことわざ

①一利　②固

42日目 49ページ

この絵なんの字

①桜　②破　③解

43日目 50ページ

①くらい　②はつが

③さ　④ひがん

⑤ばんこくき　⑥未知

⑦加工　⑧商店街　⑨関心

⑩機転

間違い探し

①×上→○挙

②×辞→○事

③×協→○強

④×走→○争

44日目 51ページ

漢字合わせ札

感謝

45日目 52ページ

①はか　②けいき

③ちょっけつ　④この

⑤す　⑥大型　⑦健康

⑧告　⑨菜　⑩歴史

同じ部首

亻［にんべん］

46日目 53ページ

漢字合わせ札

趣味

47日目 54ページ

①しりぞ ②てき
③とういつ ④にんい
⑤かくち ⑥肥 ⑦断
⑧築 ⑨提案 ⑩導

48日目 55ページ

四字熟語
①晴耕雨読 ②大義名分

ミニクロ
①

演	技
芸	術

②

個	性
人	格

49日目 56ページ

①ばんのう ②そな
③こめだわら ④ひんじゃく
⑤と ⑥好評 ⑦短編
⑧保 ⑨弁護士 ⑩報

50日目 57ページ

反対の意味
①復（帰） ②損 ③借
④味方

漢字合わせ札
音楽

51日目 58ページ

十字パズル
①逸 ②紋

52日目 59ページ

書き順パズル
①叫 ②舟

漢字しりとり迷路
②

つま	まよ	よう	えだ	だん	➡①
りつ	よ	お	うつ	つみ	➡②
➡ か・かり	かわ	いきお	おう	ぬの	➡③
りゃく	わた	たい	てき	きん	➡④
く	たい	いん	じゅ	ゆめ	➡⑤

53日目 60ページ

①むしゃ ②さか ③まよ
④わた ⑤くうゆ ⑥防
⑦貿易 ⑧暴 ⑨夢中 ⑩預

ことわざ
①破竹　②団子

54日目 61ページ

ミニクロ

①

干	潮
支	流

②

尊	敬
厳	重

55日目 62ページ

①てんねん　②すじ
③よはく　④いっさい
⑤あしば　⑥面白　⑦快速
⑧明　⑨開　⑩空

書き順パズル

①

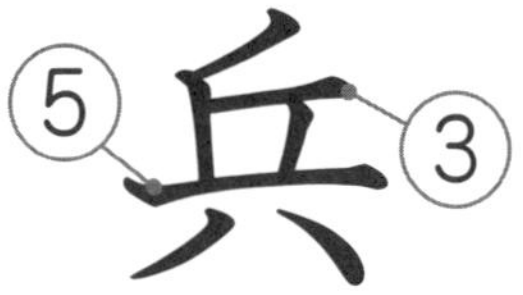

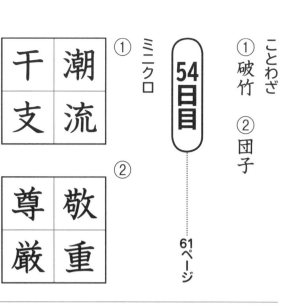

②

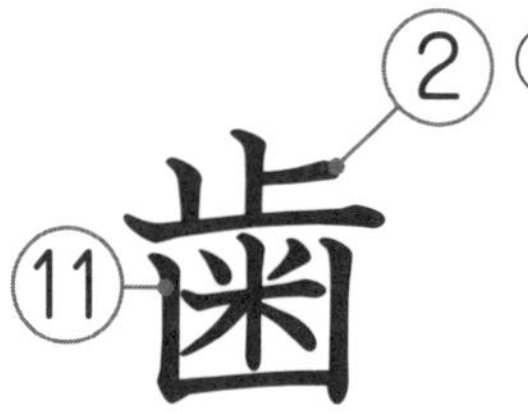

56日目 63ページ

漢字合わせ札
労働

57日目 64ページ

①ふんぱつ　②ぶなん
③かいこ　④ふか
⑤ひんじゃく　⑥機能
⑦文化財　⑧貨物　⑨法則
⑩選手

三字熟語
紅一点　青二才（順不同）

58日目 65ページ

漢字の式
①恥辱　②捜査

熟語ライン
次第

59日目 66ページ

①わけ　②こころ
③きそ　④ちゅうじつ
⑤ごしんじゅつ　⑥証書
⑦設計図　⑧調整　⑨訓練
⑩課外

漢字の式
①鉄棒　②資格

60日目 67ページ

漢字合わせ札
出番

61日目 68ページ

①げしゅく　②てんこ
③とうじしゃ
④ようしょう　⑤こてさき
⑥上映　⑦税理士　⑧六法
⑨正方形　⑩参観

十字パズル
①感　②実

62日目 69ページ

この絵なんの字
①針　②困　③絹

63日目 70ページ

反対の意味
①小　②買　③古　④減

漢字の式
①大胆　②激怒

64日目 71ページ

①こと　②あっか　③あば
④うきよえ　⑤あたい
⑥改修　⑦遠心力　⑧冷凍
⑨演説　⑩仮名

書き順パズル
①
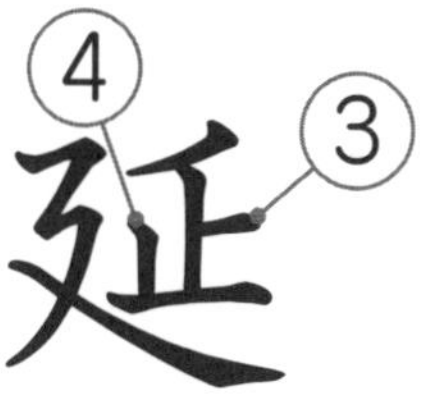

②
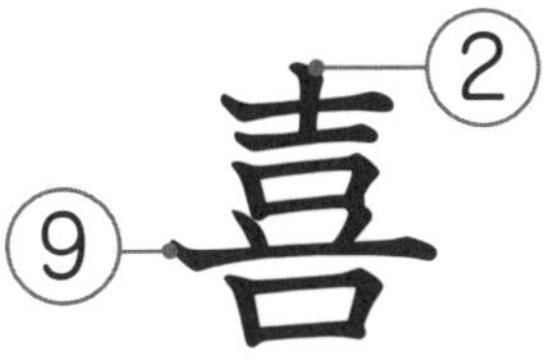

65日目 72ページ

間違い探し
①×直→○治
②×郡→○群
③×産→○生
④×対→○待

同じ部首
木［きへん］

66日目 73ページ

漢字シークワーズ

星	衛	暴	消	貿
林	風	防	者	易
雨	士	護	弁	犯
圧	保	証	女	情
天	気	予	報	恩

67日目 74ページ

①じゅくどく ②じゅじゅ
③けんぶん ④げんしゅ
⑤かんぱい ⑥黄金 ⑦無名
⑧捨 ⑨外交官 ⑩曲芸

書き順パズル
①安 ②布

68日目 75ページ

三字熟語
感無量 有頂天 （順不同）

同じ部首
車［くるまへん］

69日目 76ページ

①しちへんげ ②こき
③ばくふ ④ちょうめん
⑤らんざつ ⑥布団
⑦通常 ⑧指定席 ⑨帯
⑩綿密

漢字の式
①灯台 ②試練

70日目 77ページ

漢字合わせ札
森林

71日目 78ページ

①せきどう ②てがた
③そざい ④りっきょう
⑤なまはんか ⑥貿易船
⑦百科 ⑧売買 ⑨資源
⑩材木

書き順パズル
①
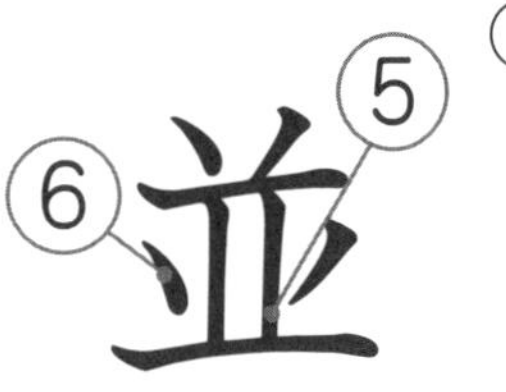

②
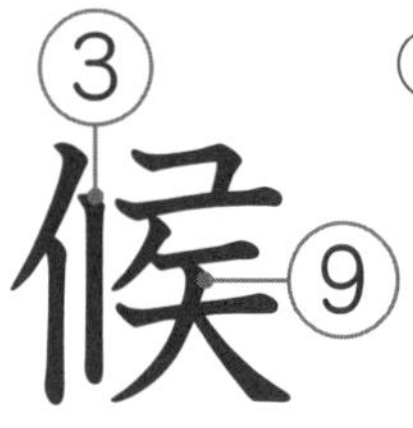

72日目

79ページ

漢字の式
①管理 ②神聖

十字パズル
①白 ②電

73日目

80ページ

間違い探し
①×詩→○詞
②×幸→○孝
③×帰→○返
④×末→○未

熟語しりとり
①通（代・流）、進
②間、近

74日目

81ページ

①こま ②はお ③えま
④そかく ⑤ぞっこう
⑥補給 ⑦断絶 ⑧地平線
⑨風紀 ⑩伝統

十字パズル
①月 ②春

75日目

82ページ

反対の意味
①右 ②末 ③入 ④軽

漢字の式
①棋聖 ②堅固

76日目

83ページ

①いっきょ ②じんぼう
③たも ④すこ ⑤しゅい
⑥低気圧 ⑦疑 ⑧体操
⑨仲直 ⑩仁義

書き順パズル
①花 ②両

77日目

84ページ

漢字の式
①忠誠 ②解答

十字パズル
①図 ②原

78日目

85ページ

漢字合わせ札

興味

79日目

86ページ

間違い探し

①×速→○早

②×主→○首

③×相→○合

④×器→○機

同じ部首

⺮「たけかんむり」

80日目

87ページ

①ふきん　②すく　③いた

④なにげ

⑤ぶっちょうづら

⑥将来　⑦採用　⑧競技

⑨打率　⑩民芸品

書き順パズル

①

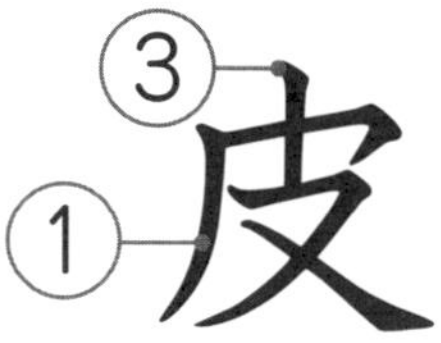

②

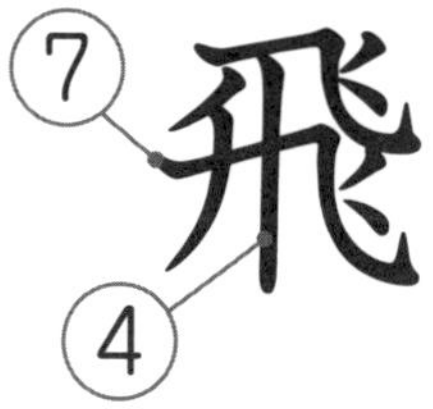

81日目

88ページ

漢字合わせ札

旅行

82日目

89ページ

間違い探し

①×制→○製

②×務→○努

③×回→○解

④×士→○志

漢字の式

①注意　②住所

83日目

90ページ

①たいひ　②おうこう

③ぎょうじ　④こうぶつ

⑤あんい　⑥長老

⑦親不孝　⑧意欲　⑨以外

⑩意外

84日目 91ページ

書き順パズル

①号　②寺

漢字の式

①努力　②大量

十字パズル

①友　②明

85日目 92ページ

間違い探し

①×合→○相

②×複→○復

③×条→○定

④×機→○器

86日目 93ページ

熟語しりとり

①録、楽　②天、温

①ゆうし　②おもや

③しまい　④さいし

⑤りし　⑥字幕　⑦留学生

⑧子孫　⑨要領　⑩飼育

書き順パズル

①

②

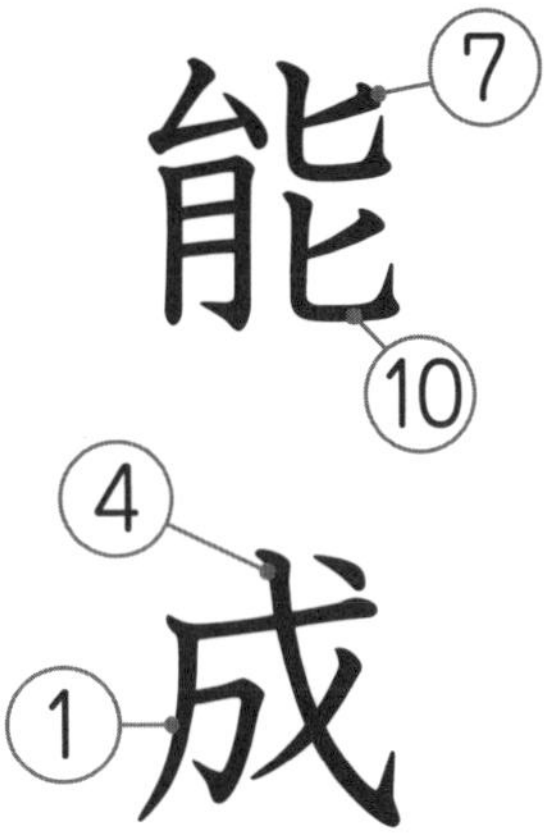

87日目 94ページ

反対の意味

①終　②卒　③悲　④未

同じ部首

火［ひへん］

88日目 95ページ

漢字合わせ札

薬品

89日目 96ページ

①あたまかず　②ひたい

③るいじ　④ちまなこ

⑤ちゅうしんぐら　⑥巻尺

⑦悲願　⑧見当　⑨看板

⑩視野

書き順パズル

① 垂（3・6）

② 域（11・8）

90日目

97ページ

間違い探し

①×小→○少

②×免→○面

③×議→○義

④×気→○機

熟語しりとり

①信、令　②野、技

91日目

98ページ

漢字の式

①燃料　②暗唱

十字パズル

①知　②活

92日目

99ページ

ミニクロ

①

圧	巻
縮	尺

②

秘	密
蔵	書

93日目

100ページ

間違い探し

①×収→○治

②×徳→○得

③×同→○堂

④×低→○底

94日目

101ページ

熟語しりとり

①料、性　②効、実

漢字合わせ札

俳句

95日目

102ページ

①ここんとうざい

②えとく　③しゅび

④めんぜん　⑤とうちょう

⑥持久力　⑦至難　⑧赤飯

⑨真夏　⑩改装

書き順パズル
①初　②肉

96日目 ……103ページ

漢字合わせ札
電車

97日目 ……104ページ

間違い探し
①×観→○巻
②×苦→○工
③×週→○周
④×格→○角

同じ部首
糸［いとへん］

98日目 ……105ページ

漢字しりとり迷路
④

	らん	たから	かた	きん	きさき
➡②	なん	あな	とも	みなもと	いき
➡③	こつ	かいこ	みつ	**いずみ**	**まい** ➡
➡④	**らん**	**うら**	**とう**	**みと**	つう
➡⑤	えん	つくえ	かつ	わか	かわ

99日目 ……106ページ

間違い探し
①×卒→○率
②×衆→○周
③×心→○神
④×科→○課

熟語しりとり
①質、題　②単、真

100日目 ……107ページ

漢字合わせ札
秘密

101日目 ……108ページ

①じもく　②ごき
③ゆうぜい　④ごうぎ
⑤せいたん　⑥鼻　⑦職務
⑧言論　⑨神話　⑩座談会

書き順パズル
①系　②卵

102日目 109ページ

反対の意味

①少　②外　③独　④無

同じ部首

艹［くさかんむり］

103日目 110ページ

間違い探し

①×要→○用

②×学→○楽

③×牛→○午

④×科→○化

熟語しりとり

①心、分　②望、足

104日目 111ページ

漢字シークワーズ

令	樹	葉	針	棒
律	秘	小	片	磁
宝	棒	揮	指	石
太	胸	筋	肉	痛
面	従	腹	背	骨

105日目 112ページ

同じ部首

糸［いとへん］

漢字の式

①魚　②意味

106日目 113ページ

間違い探し

①×向→○行

②×事→○辞

③×非→○否

④×州→○衆

十字パズル

①動　②説

107日目 114ページ

漢字の式

①地球　②視線

同じ部首

心［こころ］

108日目 ……115ページ

漢字合わせ札
自然

109日目 ……116ページ

間違い探し
①×地→○池
②×交→○行
③×中→○半
④×早→○速

110日目 ……117ページ

熟語しりとり
①育、童　②口、茶

この絵なんの字
①鍵　②妬　③臆

111日目 ……118ページ

①ちぢ　②しょくじゅ
③われ　④しや
⑤ざぶとん　⑥刻　⑦家賃
⑧就職　⑨若手　⑩臨時

同じ部首
扌［てへん］

112日目 ……119ページ

漢字合わせ札
常識

113日目 ……120ページ

①たず　②おさな　③りっ
④しご　⑤おぎな　⑥郵便
⑦食欲　⑧砂糖　⑨半熟
⑩陛下

間違い探し
①×移→○異
②×進→○針
③×暖→○温
④×痛→○傷

114日目 ……121ページ

漢字の式
①省略　②志望

十字パズル
①開　②気

115日目 122ページ

間違い探し

①×安→○案
②×追→○負
③×鳴→○泣
④×熱→○厚

熟語しりとり

①点、定 ②直、度

116日目 123ページ

同じ音の漢字

①耳・寺・ジ
②新・深・シン

どんな熟語？

①肖像 ②妥協
③米寿 ④呈示

117日目 124ページ

反対の意味

①近 ②出 ③垂（鉛） ④閉

同じ部首

頁［おおがい］

118日目 125ページ

漢字合わせ札

相談

119日目 126ページ

漢字の式

①精神 ②資料

十字パズル

①家 ②速

120日目 127ページ

間違い探し

①×会→○合
②×郡→○群
③×検→○険
④×師→○士

熟語しりとり

①情、告 ②練、字

121日目 128ページ

漢字の式

①効果 ②証明

十字パズル

①品 ②対

122日目……129ページ

漢字合わせ札

忠実

123日目……130ページ

間違い探し

①×感→○観

②×法→○方

③×管→○官

④×記→○紀

同じ部首

宀［うかんむり］

124日目……131ページ

漢字の式

①統計　②暗記

十字パズル

①材　②激

125日目……132ページ

間違い探し

①×状→○常

②×製→○制

③×業→○行

④×破→○敗

熟語しりとり

①算、学　②計、家

126日目……133ページ

漢字の式

①絶対　②砂糖

十字パズル

①質　②連

127日目……134ページ

反対の意味

①低　②後　③想　④不

書き順パズル

①冬　②光

128日目……135ページ

漢字合わせ札

満足

129日目 ……136ページ

①うらや ②しんせき
③あこが ④さかのぼ
⑤なぞ ⑥哺乳類 ⑦芯
⑧挨拶 ⑨熊本県
⑩茨城県

130日目 ……137ページ

四字熟語
①傲岸不遜 ②荒唐無稽

バラバラ読みがな
雷（かみなり）

131日目 ……138ページ

間違い探し
①×所→○署
②×点→○転
③×安→○休
④×急→○救

132日目 ……139ページ

書き順パズル
①水 ②麦

漢字合わせ札
刹那

133日目 ……140ページ

①ふた ②とんざ
③ばとう ④いんぺい
⑤ひじ ⑥爪 ⑦井 ⑧瓦
⑨岡山県 ⑩栃木県

名作文学
①誰 ②膝 ③枕 ④瞳

134日目 ……141ページ

間違い探し
①×性→○生
②×至→○死
③×小→○少
④×平→○並

熟語しりとり
①確（視・否）、識
②有、刺

135日目 ……142ページ

反対の意味
①短 ②旧 ③楽 ④簡

書き順パズル
①永　②竹

136日目 ……143ページ

①こうはん　②さげす
③できあい　④いったん
⑤あきら　⑥痩　⑦蜜蜂
⑧尻餅　⑨奈良県　⑩愛媛県

熟語ライン
飛行

137日目 ……144ページ

書き順パズル
①娯　②兼

ことわざ
①嵐　②鶴、亀

138日目 ……145ページ

ミニクロ

①

山	梨
菜	園

②

関	節
脇	目

139日目 ……146ページ

間違い探し
①×門→○問
②×集→○収
③×高→○好
④×共→○協

書き順パズル
①母　②羽

140日目 ……147ページ

漢字しりとり迷路
④

	かご	めん	あらし	しい	いばら	➡①
	さか	かめ	きば	ひとみ	みつ	➡②
➡	えさ	しん	かき	まゆ	にじ	➡③
	さく	くし	しか	かま	まくら	➡④
	くま	また	かわら	がけ	けた	➡⑤

141日目 ……148ページ

①ほころ　②そうりょ
③しんぼく　④あいまい
⑤るり　⑥鍵　⑦風呂
⑧鍋　⑨湧　⑩埼玉県

間違い探し
①×当→○宛
②×憶→○臆

142日目 149ページ

③×採→○采
④×線→○腺

反対の意味
①暖 ②受 ③否 ④安

書き順パズル
①友 ②災

143日目 150ページ

十字パズル
①猟 ②援

漢字の式
①執念 ②馬脚

144日目 151ページ

間違い探し
①×最→○際
②×気→○機
③×産→○算
④×情→○性

書き順パズル
①円 ②赤

145日目 152ページ

①しゅうちしん ②ふもと
③ごい ④すそ ⑤ねら
⑥靴 ⑦串 ⑧大阪府
⑨岐阜県 ⑩山梨県

同じ部首
月［にくづき］

146日目 153ページ

漢字シークワーズ

瓦	煎	餅	隙	律
茶	唾	眉	間	呂
色	算	目	風	長
臼	牙	亀	采	岡
脱	歯	象	鶴	京

147日目 154ページ

タイポグラフィック・クロス

ハ	ナ	オ	■	ク	ジ	ヨ
カ	ラ	カ	サ	■	ユ	メ
イ	■	カ	ン	バ	ン	■
シ	キ	■	セ	■	サ	オ
■	ヨ	ウ	イ	ク	■	カ
オ	ウ	■	ウ	マ	ノ	リ
カ	シ	ラ	■	デ	シ	ナ

148日目 漢字しりとり迷路

156ページ

けがわ	わけぎ	ぎちょう	うちだけ	くせ	せんたん	でこ	ことうた	おんじゃく
みつけ	つきゆみ	うさぎうま	けざけ	けやく	めいむ	むなで	たまひま	ひおけ
つらら	くもつ	なきめ	めいてい	くりわた	いめ	とぐい	まぶた	たんぽ
びょうぶ	ぶっかく	そえざかな	なげはた	りせん	とどめどり	めおと	うちまめ	あんか
きつねび	くだずみ	さいそ	たわれお	おさぎみ	もっとう	うちべり	りゅうおう	こたつ
はつゆき	きちょう	うみくさ	さえにん	みかさ	みこも	りさい	ぬか	かいろ
きたかぜ	ぜんえ	のぐつ	ちょうめ	さいし めこ	こしぶみ	そばづえ	えぎぬ	いろり
かざはな	えんか	ぬいどの	のぐち	しらくじ	みたり	にんてい	いりひ	ひばち
なまこ	かんり	むらぎぬ	らでん	いもばん	きょうち	らんすい	いつき	うずみび
こぶし	しず	ずいむ	ましら	どうせい	いやがき	きびら	すはだ	だんろ
しぐれ	れんぎ	むに	にぐるま	まえかど	たかね	ねがわ	わきかた	たどん

149日目 漢字シークワーズ

157ページ

街	下	地	紀	気	象	衛	星	話
路	面	電	車	元	手	形	法	会
樹	起	承	転	結	前	量	文	英
葉	意	死	自	事	討	代	公	学
針	馬	制	回	大	時	蒲	米	新
小	必	次	日	生	砂	成	維	聞
棒	猿	如	弥	後	年	治	星	馬
大	来	団	援	応	明	月	桂	冠
委	員	会	正	茸	夜	月	日	三

150日目 漢字はなればなれ

158ページ

国	有	地	防	雪	林
陸	地	乾	桜	吹	雪
雷	雲	電	連	呼	国
論	構	池	電	送	際
語	図	有	樹	吟	電
降	雪	権	海	味	話

脳活性化グラフ

記入のしかた

漢字パズルを解いたあと、日付と所要時間を186～190ページのグラフに記入しましょう。

まず、日付を書き、そのヨコのパズルを解くのにかかった所要時間に●印をつけましょう。線でつないでいくと、所要時間の変化がわかります。

得意なパズル、不得意なパズルなど、所要時間に差がついても気にしないで大丈夫です。1日1ページのペースでパズルを楽しみ、グラフを記入して、脳力アップとともに達成感を味わいましょう。

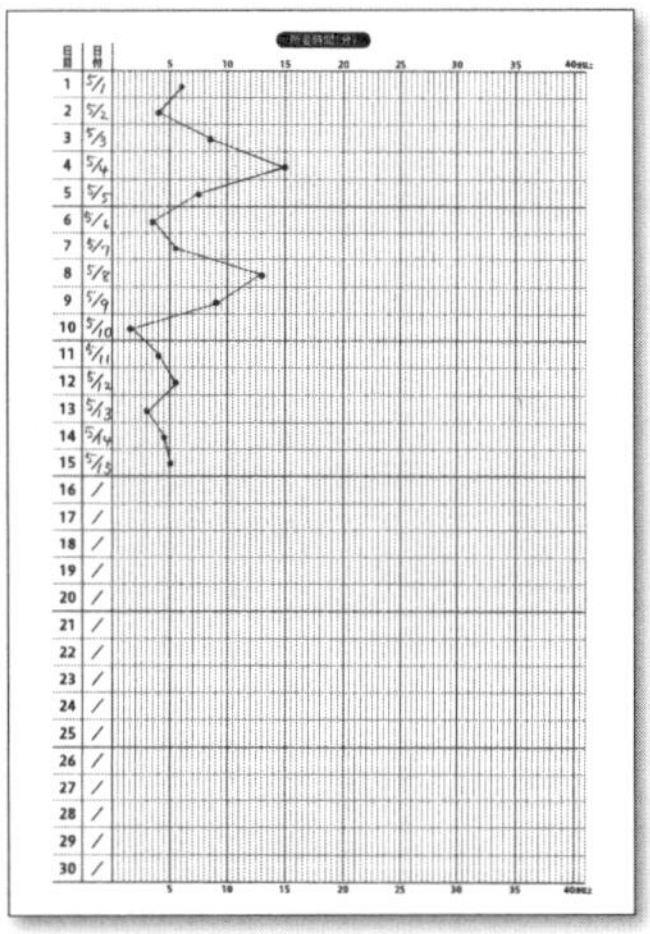

脳年齢チェックテストの解答

脳年齢チェックテスト 1 (6ページ)

Q1 前頭前野の働きを確認するテストです。

あなたが描いた絵には①〜⑤の要素が入っていますか？　ひとつの要素で 10 点です。

【答え】(10点×5要素＝50点満点)

① 向かって左に腕時計がある。
② 腕時計の右にさいふがある。
③ さいふの下にペンダントがある。
④ 向かって右上にバッグがある。
⑤ 向かって右下にハンカチがある。

Q2 側頭葉と後頭葉の働きを確認するテストです。

【答え】(25点)

3つ（上段の左から1番目、上から3段目の左から1番目と4番目）

Q3 頭頂葉と後頭葉の働きを確認するテストです。

【答え】(25点)

3つ

Q1	Q2	Q3	合計
点	点	点	点

脳年齢チェックテスト 2 (159ページ)

Q1 前頭前野の働きを確認するテストです。

あなたが描いた絵には①〜⑤の要素が入っていますか？　ひとつの要素で 10 点です。

【答え】(10点×5要素＝50点満点)

① 雨が降っている。
② 向かって右に木がある。
③ カタツムリが木にとまっている。
④ 黒いネコが木の下で雨宿りをしている。
⑤ 向かって左下にカエルがいる。

Q2 側頭葉と後頭葉の働きを確認するテストです。

【答え】(25点)

4つ（上段の左から2番目、上から2段目の左から3番目、上から3段目の左から1番目と4番目の絵）

Q3 頭頂葉と後頭葉の働きを確認するテストです。

【答え】(25点)

3つ

Q1	Q2	Q3	合計
点	点	点	点

脳年齢診断

Q1〜3の合計点で、現在のあなたの脳年齢がわかります。

76〜100点　〜20代

脳はとても活発に働いています。でも、何もしなければ脳は老化していくので、パズルを解いて元気な脳の状態を維持しましょう。

51〜75点　30〜40代

脳はまあまあ活発に働いていますが、脳の働きにムラがあるようです。いつも活発に働くよう、パズルをどんどん解いてください。

26〜50点　50〜60代

脳はだいぶお疲れのようですね。毎日パズルを解く習慣をつければ、いまからでもすぐに脳は活性化しますよ。

0〜25点　70〜80代

脳の老化がかなり進んでいます。でも、ここであきらめずに毎日パズルを解けば、脳は必ず若返りますよ。がんばりましょう!

※脳年齢はあくまでも目安です。実際の脳年齢を表すものではありません。

所要時間(分)

日目	日付	5	10	15	20	25	30	35	40分以上
1	／								
2	／								
3	／								
4	／								
5	／								
6	／								
7	／								
8	／								
9	／								
10	／								
11	／								
12	／								
13	／								
14	／								
15	／								
16	／								
17	／								
18	／								
19	／								
20	／								
21	／								
22	／								
23	／								
24	／								
25	／								
26	／								
27	／								
28	／								
29	／								
30	／								
		5	10	15	20	25	30	35	40分以上

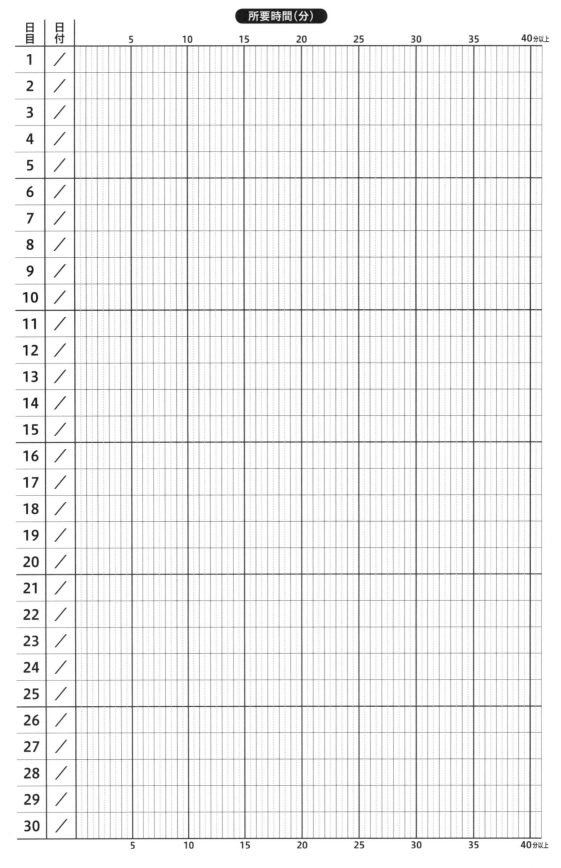

所要時間（分）

日目	日付	5	10	15	20	25	30	35	40分以上
31	／								
32	／								
33	／								
34	／								
35	／								
36	／								
37	／								
38	／								
39	／								
40	／								
41	／								
42	／								
43	／								
44	／								
45	／								
46	／								
47	／								
48	／								
49	／								
50	／								
51	／								
52	／								
53	／								
54	／								
55	／								
56	／								
57	／								
58	／								
59	／								
60	／								

5 10 15 20 25 30 35 40分以上

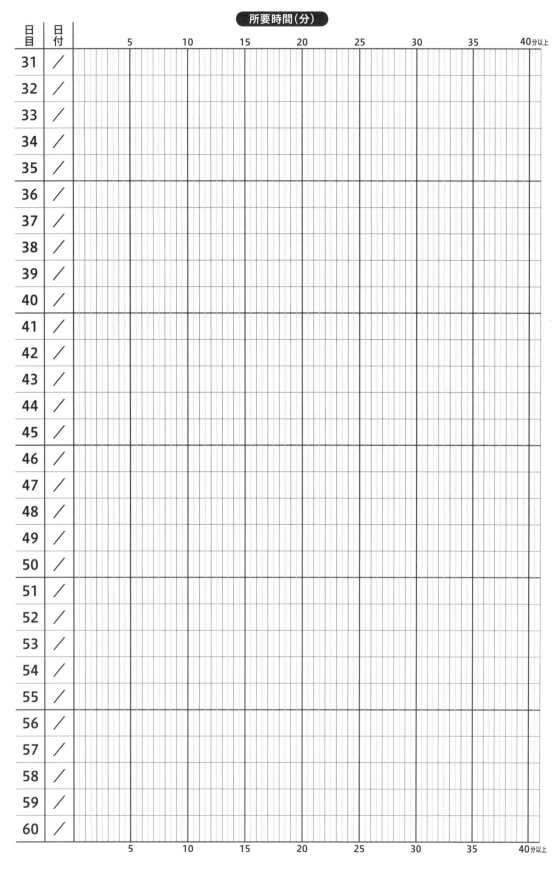

所要時間（分）

日目	日付	5	10	15	20	25	30	35	40分以上
61	／								
62	／								
63	／								
64	／								
65	／								
66	／								
67	／								
68	／								
69	／								
70	／								
71	／								
72	／								
73	／								
74	／								
75	／								
76	／								
77	／								
78	／								
79	／								
80	／								
81	／								
82	／								
83	／								
84	／								
85	／								
86	／								
87	／								
88	／								
89	／								
90	／								
		5	10	15	20	25	30	35	40分以上

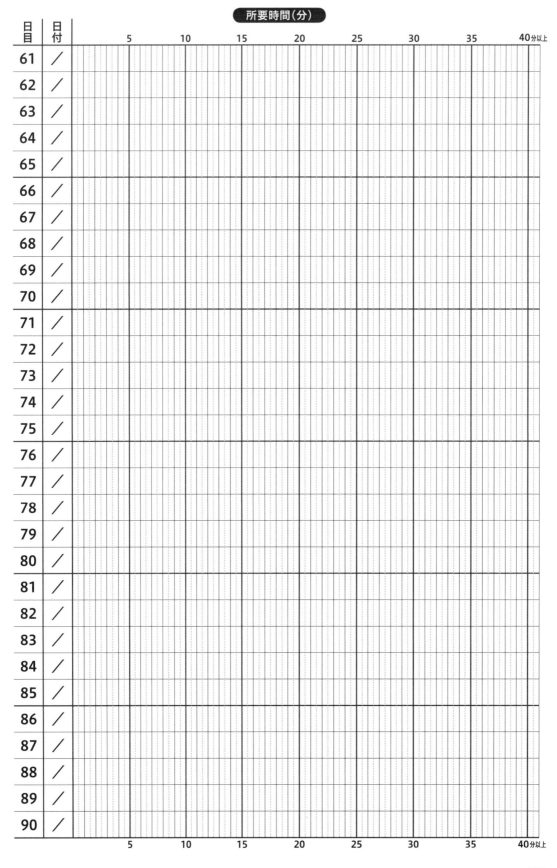

所要時間(分)

5 10 15 20 25 30 35 40分以上

日目	日付	所要時間(分)
91	／	
92	／	
93	／	
94	／	
95	／	
96	／	
97	／	
98	／	
99	／	
100	／	
101	／	
102	／	
103	／	
104	／	
105	／	
106	／	
107	／	
108	／	
109	／	
110	／	
111	／	
112	／	
113	／	
114	／	
115	／	
116	／	
117	／	
118	／	
119	／	
120	／	

5 10 15 20 25 30 35 40分以上

所要時間(分)

5　10　15　20　25　30　35　40分以上

日目	日付	所要時間(分)
121	／	
122	／	
123	／	
124	／	
125	／	
126	／	
127	／	
128	／	
129	／	
130	／	
131	／	
132	／	
133	／	
134	／	
135	／	
136	／	
137	／	
138	／	
139	／	
140	／	
141	／	
142	／	
143	／	
144	／	
145	／	
146	／	
147	／	
148	／	
149	／	
150	／	

5　10　15　20　25　30　35　40分以上

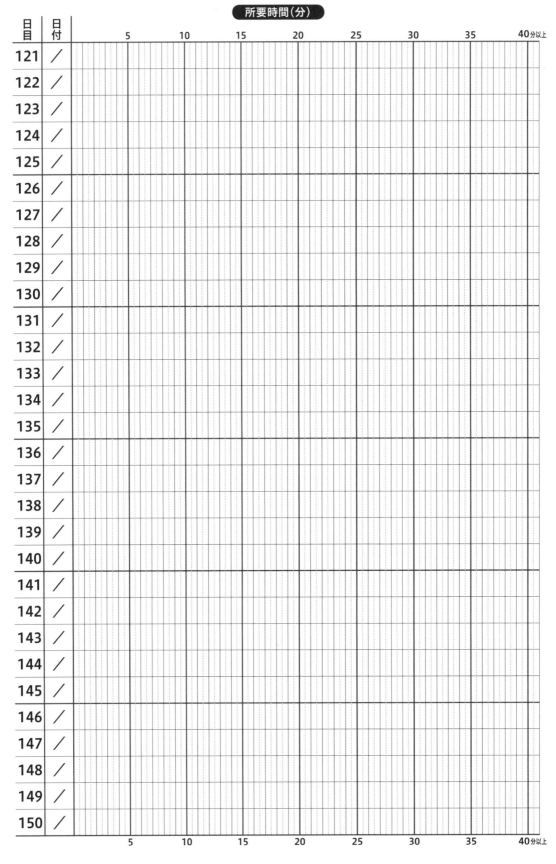

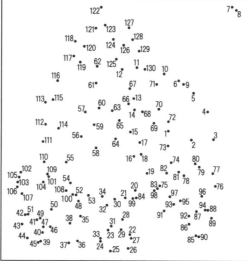

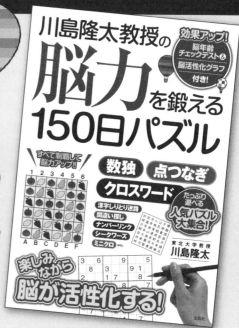

東北大学教授・医学博士
川島隆太（かわしま・りゅうた）

1959年、千葉県生まれ。東北大学医学部卒業後、同大学院医学研究科修了。スウェーデン王国カロリンスカ研究所客員研究員、東北大学加齢医学研究所助手、同専任講師を経て、現在、同大学加齢医学研究所所長。スマート・エイジング国際共同研究センター、応用脳科学研究分野、認知機能発達寄附研究部門教授。『川島隆太教授の「脳力」を鍛える読み書き計算トレーニング』『川島隆太教授の脳力を鍛える150日パズル』（ともに宝島社）ほか、著書・監修書多数。

川島隆太教授の脳力を鍛える150日漢字パズル

2016年7月29日　第1刷発行
2020年9月18日　第3刷発行

著者……川島隆太
発行人……蓮見清一
発行所……株式会社宝島社
〒102-8388
東京都千代田区一番町25番地
営業　03(3234)4621
編集　03(3239)0928
https://tkj.jp
振替　00170-1-170829(株)宝島社

印刷・製本……株式会社リーブルテック

ISBN978-4-8002-5710-9

STAFF

編集……星野由香里
パズル制作……ニコリ、鈴木由香
表紙デザイン……鈴木貴之(RCE)
本文デザイン・DTP……秋元真菜美、角 一葉(志岐デザイン事務所)
イラスト……アベクニコ